Haug

Heilpraktiker-Kolleg

Lernmodul 6:

Hygiene und invasive Techniken

Jürgen Sengebusch

66 Abbildungen

Karl F. Haug Verlag · Stuttgart

Bibliografische Information der Deutschen Nationalbibliothek
Die Deutsche Nationalbibliothek verzeichnet diese Publikation in der Deutschen Nationalbibliografie; detaillierte bibliografische Daten sind im Internet über http://dnb.d-nb.de abrufbar.

Ihre Meinung ist uns wichtig! Bitte schreiben Sie uns unter:
www.thieme.de/service/feedback.html

Wichtiger Hinweis: Wie jede Wissenschaft ist die Medizin ständigen Entwicklungen unterworfen. Forschung und klinische Erfahrung erweitern unsere Erkenntnisse, insbesondere was Behandlung und medikamentöse Therapie anbelangt. Soweit in diesem Werk eine Dosierung oder eine Applikation erwähnt wird, darf der Leser zwar darauf vertrauen, dass Autoren, Herausgeber und Verlag große Sorgfalt darauf verwandt haben, dass diese Angabe **dem Wissensstand bei Fertigstellung des Werkes** entspricht.
Für Angaben über Dosierungsanweisungen und Applikationsformen kann vom Verlag jedoch keine Gewähr übernommen werden. **Jeder Benutzer ist angehalten**, durch sorgfältige Prüfung der Beipackzettel der verwendeten Präparate und gegebenenfalls nach Konsultation eines Spezialisten festzustellen, ob die dort gegebene Empfehlung für Dosierungen oder die Beachtung von Kontraindikationen gegenüber der Angabe in diesem Buch abweicht. Eine solche Prüfung ist besonders wichtig bei selten verwendeten Präparaten oder solchen, die neu auf den Markt gebracht worden sind. **Jede Dosierung oder Applikation erfolgt auf eigene Gefahr des Benutzers.** Autoren und Verlag appellieren an jeden Benutzer, ihm etwa auffallende Ungenauigkeiten dem Verlag mitzuteilen.

Karl F. Haug Verlag in Georg Thieme Verlag KG
Rüdigerstraße 14, 70469 Stuttgart, Germany
www.thieme.de

Printed in Germany

Zeichnungen: Christine Lackner, Ittlingen
Covergestaltung: © Thieme
Layout: J. Böger/Thieme
Satz: L42 AG, Berlin
Druck: AZ Druck und Datentechnik GmbH, Kempten

DOI 10.1055/b000000720

ISBN 978-3-13-243975-7 1 2 3 4 5 6

Auch erhältlich als E-Book:
eISBN (PDF) 978-3-13-244126-2
eISBN (epub) 978-3-13-244127-9

Marken, geschäftliche Bezeichnungen oder Handelsnamen werden nicht in jedem Fall besonders kenntlich gemacht. Aus dem Fehlen eines solchen Hinweises kann nicht geschlossen werden, dass es sich um einen freien Handelsnamen handelt.

Wo datenschutzrechtlich erforderlich, wurden die Namen und weitere Daten von Personen redaktionell verändert (Tarnnamen). Dies ist grundsätzlich der Fall bei Patienten, ihren Angehörigen und Freunden, z. T. auch bei weiteren Personen, die z. B. in die Behandlung von Patienten eingebunden sind. Eventuelle, personenbezogene Daten in den Fallbeispielen, Prüfungsdialogen, Vertiefungsfragen sind fiktiv. Die jeweilige Handlung ist frei erfunden.

Die abgebildeten Personen haben in keiner Weise etwas mit der Krankheit zu tun.

Thieme nennt Autorinnen und Autoren konkrete Beispiele, wie sich die Gleichstellung von Frauen und Männern sprachlich darstellen lässt. Wo im Text (z. B. aus Gründen der Lesbarkeit) nur das generische Maskulinum verwendet wird, sind alle Geschlechter gleichermaßen gemeint.

Herzlich Willkommen!

Ihr Ziel ist die Erlaubnis zum Ausüben der Heilkunde. Wir möchten Sie auf diesem Weg begleiten. Die Lernmodule des **Heilpraktiker-Kollegs** vermitteln Ihnen alle Kenntnisse, die Sie als Grundlage für diesen Beruf und für das Bestehen der amtsärztlichen Überprüfung benötigen.
Auf dieser Seite geben wir Ihnen eine Einführung in die didaktischen Elemente der einzelnen Lernmodule, damit Sie mit dem HP-Kolleg optimal lernen können. **Viel Erfolg!**

EFFIZIENTES UND NACHHALTIGES LERNEN

ORIENTIEREN · VERSTEHEN · MERKEN · TRAINIEREN

MINDMAPS

Zum Einstieg in jedes Kapitel: Die wichtigsten Schlagworte und Zusammenhänge des Themas im Überblick.

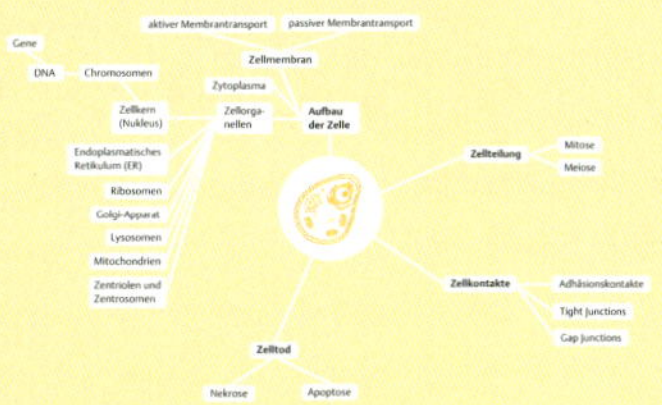

WISSEN

Leicht verständliche Lerneinheiten.

Definition · *Merke*

Cave = Diese Aspekte sind für die Sicherheit Ihrer Patienten besonders wichtig.

Fazit – Das müssen Sie wissen = Alle prüfungsrelevanten Fakten nochmals kurz und prägnant zusammengefasst am Ende jeder thematischen Einheit.

GEZIELTE LERNHILFEN

Konkrete Lerntipps zur mündlichen und schriftlichen Prüfung und Stoff, der in der Vergangenheit abgefragt wurde.

Lerntipps – Mündliche Prüfung

Lerntipps – Schriftliche Prüfung

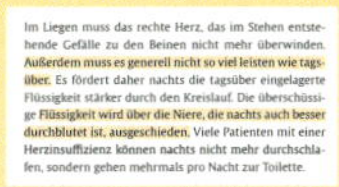

= In vergangenen schriftlichen Prüfungen bereits abgefragte Inhalte sind farbig markiert.

= Abwechslung beim Lernen mit Videos und Audios

PRAXISTRANSFER

Anhand realistischer Fallbeispiele aus Prüfung und Praxis lernen Sie, wie die theoretischen Inhalte im Alltag in praktisches Handeln übersetzt werden.

Transferbeispiel

HP-Praxis

LERNTRANSFER

Offene Vertiefungsfragen zum Stoff mit ausführlichen Musterlösungen verankern das Gelernte nachhaltig im Gedächtnis.

Vertiefungsfragen

Die perfekte Ergänzung: intensives Prüfungstraining anhand originalgetreuer Fragen der letzten Jahre unter: *hp-trainer.thieme.de* (69,99 € für 12 Monate – oder gratis bei Erwerb des HP-Kolleg SETs mit 18 Lermodulen)

UND

Mehr Lernhilfen, z. B. Fallgeschichten und Prüfungsdialoge, finden Sie unter: *https://hp-kolleg.haug-verlag.de*

Diese Infos finden Sie auch in der App "HP-Kolleg WISSEN TO GO" - zum Download im *Google Playstore* oder *Appstore* (gratis).

Der Autor

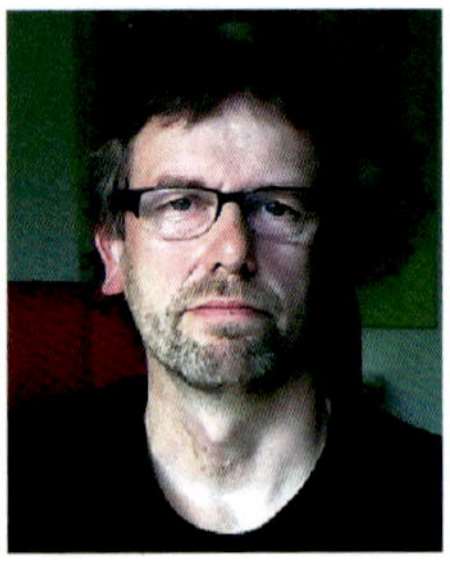

Jürgen Sengebusch

Jürgen Sengebusch ist Diplom-Pädagoge und Heilpraktiker, seit über 25 Jahren in der Ausbildung und Prüfungsvorbereitung von Heilpraktikeranwärter/-innen an der Hufeland-Schule Senden tätig und betreibt u. a. eine Online-Lernplattform für diesen Bereich. Er lebt in Westfalen und in Südfrankreich.

Jürgen **Sengebusch**
art und weise
Kappenberger Damm 423
48163 Münster/Westfalen
Deutschland
www.heilpraktikerlernzentrum.de
www.hufelandschule.de
info@artuweise.de

Vorwort

Hygiene? Oh, auch das noch ... Als Heilpraktikeranwärter/-in (HPA) möchte man wohl gerne lernen, wie das Herz tickt, die Niere arbeitet oder die Hormone unsere Stimmung beeinflussen. Aber Hygiene? Und Injektionen? Ich will nicht spritzen, denkt mancher HPA vielleicht. Alles Lernballast? Nein! Aus Respekt vor der eigenen Gesundheit und vor allem der Gesundheit der Patient/-innen muss man hygienisch einwandfrei arbeiten! In der ferneren Vergangenheit sind viele Menschen gestorben, weil man zu wenig über die Bedeutung von Hygienemaßnahmen wusste. Heute können wir von vielen Erkenntnissen profitieren. Das ist natürlich mit dem Erlernen bestimmter Regeln verbunden. Sie machen ungemein Sinn – und ermöglichen erst die verantwortungsvolle Praxisführung.

Und das Thema Injektionen und Co? Es gibt wenige Bereiche, in denen wir in der Ausbildung folgendes erleben: erst weggucken mit einem flauen Gefühl, dann doch mal ausprobieren und schließlich erkennen, dass das doch sehr spannend ist, selbst Blut abzunehmen, Menschen mit Infusionen zu helfen und z. B. Schmerzen durch eine Injektionstherapie zu lindern. In diesem Sinne: Vorbehalte über Bord werfen und ran an den Speck!

Inhaltsverzeichnis

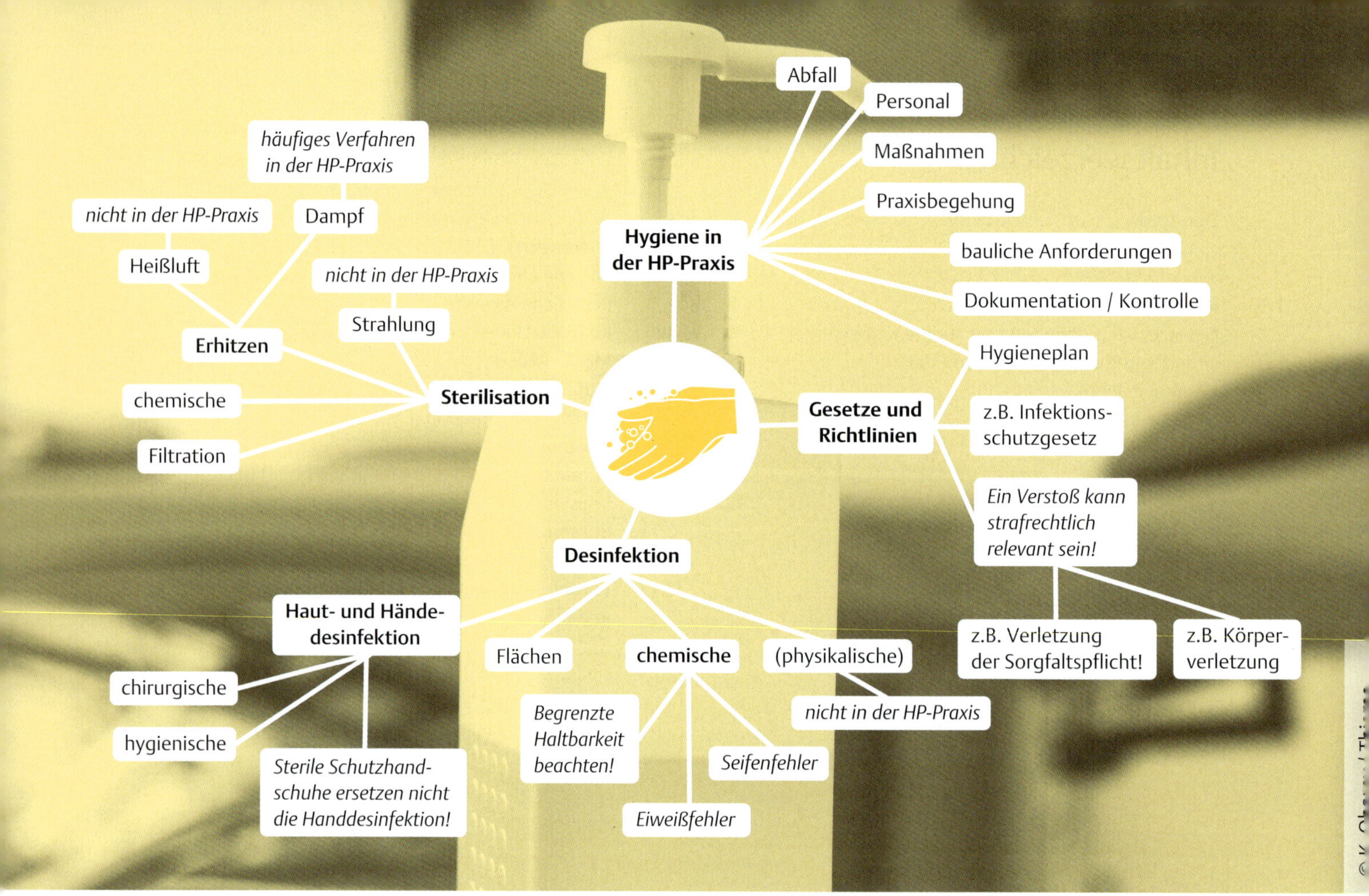

1 Hygiene und invasive Techniken

1.1 Hygienisches Arbeiten

Definition

Hygiene

Als Hygiene bezeichnet man im weiteren Sinne die Gesamtheit aller Bestrebungen und Maßnahmen zur **Verhütung** von **Krankheiten** und **Gesundheitsschäden.**

In der Definition der Weltgesundheitsorganisation (WHO) umfassen Hygienemaßnahmen auch Bedingungen und Handlungen, die dazu dienen, die Gesundheit zu erhalten und die Ausbreitung von Krankheiten zu verhindern. Dazu gehören z. B. die Reinhaltung von Arbeitsumfeld und Umwelt, die Sterilisation von Geräten, die Handhygiene und die sichere Entsorgung von medizinischem Abfall.

Die Deutsche Gesellschaft für Hygiene und Mikrobiologie reduziert den Begriff der Hygiene auf die „Erkennung, Behandlung und Prävention von Infektionskrankheiten."

Von der Praxishygiene werden aufgrund besonderer Rahmenbedingungen die Krankenhaus-, Umwelt-, Arbeits- und die Sozialhygiene abgegrenzt.

Es ist selbstverständlich, dass hygienisches Arbeiten besonders in medizinischen Einrichtungen eine **herausragende Bedeutung** hat. Einerseits kommen hier eher als anderswo Menschen zusammen, die potenziell Krankheitskeime mitbringen und das Infektionsrisiko für andere erhöhen. Andererseits ist das Immunsystem bei vielen Patienten z. B. durch Erkrankungen oder Medikamenteneinnahme geschwächt und sie bedürfen deshalb besonderen Schutzes vor Infektionen. Schließlich geht es auch um das Personal, das einem permanenten Risiko ausgesetzt ist.

Ziel des hygienischen Arbeitens ist, dieses Risiko für Patienten und Mitarbeiter zu senken. Das gilt auch für die naturheilkundliche Praxis, die nicht invasiv arbeitet (z. B. die homöopathische oder psychotherapeutische Praxis), besonders aber für die, die z. B. diagnostisch u. a. auf Blutentnahmen setzen oder therapeutisch invasive Verfahren anwenden. Dabei stellt fraglos das invasive Arbeiten – bei Blutentnahmen, aber auch vielen naturheilkundlichen Therapieverfahren – besonders hohe Anforderungen an sorgfältiges und hygienisches Arbeiten.

Fazit – Das müssen Sie wissen

Hygiene: Prävention und Gesundheitsschutz für alle!

Der Begriff Hygiene wird von Autoren und Institutionen unterschiedlich definiert. Bei allen Definitionen geht es prinzipiell darum, dass alle Maßnahmen und Anstrengungen (Hygienekonzepte) gemeint sind, die dazu dienen, Krankheiten und Gesundheitsschäden bei Patienten, medizinischem Fachpersonal und Besuchern von Institutionen zu verhindern bzw. das Risiko einer Ansteckung zu minimieren.

1.2 Gesetze, Verordnungen und andere Regelwerke

Die Grundlagen für **hygienisches Arbeiten** in der Praxis (sowie in alle anderen medizinischen Einrichtungen) sind in verschiedenen Gesetzen und Verordnungen niedergeschrieben, die auch in Lernmodul 1 „Beruf Heilpraktiker" behandelt werden. Zu berücksichtigen sind dabei vor allem die folgenden Vorgaben und Empfehlungen:

- **Empfehlungen und Richtlinien des Robert Koch-Instituts (RKI).** Das RKI ist ein Bundesinstitut im Geschäftsbereich des Bundesministeriums für Gesundheit. Es befasst sich v. a. mit der Erkennung, Verhütung und Bekämpfung von Krankheiten und leitet aus seinen Erkenntnissen Empfehlungen für verschiedenste medizinische und nicht-medizinische Lebens- und Arbeitsbereiche ab. Aspekte der Hygiene sind dabei v. a. ein elementarer Teilbereich der Prävention. Das RKI hat keine eigene legislative Kompetenz, berät aber Bundesministerien und wirkt so an Gesetzgebungen mit – z. B. am Infektionsschutzgesetz (IfSG). Daneben gibt es regelmäßig Empfehlungen an Bundesländer, Gesundheitsämter, Einrichtungen der Gesundheitspflege etc. – unter anderem durch die am RKI angesiedelte KRINKO und als Mitherausgeber des „Bundesgesundheitsblattes".
- **Richtlinien und Empfehlungen der Kommission für Krankenhaushygiene und Infektionsprävention (KRINKO).** Die KRINKO ist eine Kommission, die am Robert Koch-Institut angesiedelt ist. Sie entwickelt verbindliche Grundlagen und Standards für Maßnahmen, die v. a. auf den Schutz vor nosokomialen Infektionen zielen. Im Mittelpunkt stehen betrieblich-organisatorische und baulich-funktionelle Maßgaben, die geeignet sind, Hygienestandards zu erfüllen. Die Empfehlungen richten sich an Krankenhäuser, aber auch an andere medizinische Einrichtungen, also z. B. auch die Naturheilpraxis.
- **Infektionsschutzgesetz (IfSG).** „Das Ziel des IfSG ist, übertragbaren Krankheiten beim Menschen vorzubeugen, Infektionen frühzeitig zu erkennen und ihre Weiterverbreitung zu verhindern" (§ 1). Es richtet es sich an Gemeinschaftseinrichtungen, Betriebe im Bereich der Herstellung und des Vertriebs von Lebensmitteln, an wissenschaftliche Institute, Tierärzte u.v.m. – nicht zuletzt an medizinische Einrichtungen wie Krankenhäuser und Praxen. Das IfSG spannt (v. a. über die §§ 23 und 53) den rechtlichen Rahmen für Vorgaben z. B. zu räumlichen Ausstattungen von Praxen sowie deren Kontrolle und zur Führung eines Hygieneplans [Verweis 1.4.4.], regelt die Angliederung der KRINKO an das RKI, vergibt Leitlinien für regionale Gesundheitsnetzwerke und stellt die gesetzliche Grundlage für die Hygieneverordnungen der Bundesländer dar.
- **Umsetzung durch Länder und Gemeinden.** Die Umsetzung des IfSG obliegt auf Bundesebene dem Robert Koch-Institut (RKI). Die Bundesgesetze werden jedoch grundsätzlich von den Ländern umgesetzt: Die jeweiligen Landesregierungen bestimmen durch Rechtsverordnungen die zuständigen Behörden, die letztlich die Aufgaben des IfSG in ihrem Zuständigkeitsbereich jeweils selbstständig wahrnehmen bzw. lösen. Hier können besondere regionale oder lokale Anforderungen und Rahmenbedingungen berücksichtigt werden. Angesichts der COVID-19-Pandemie wurden 2020 mit dem „Zweiten Gesetz zum Schutz der Bevölkerung bei einer epidemischen Lage von nationaler Tragweite" bestimmte Sonderregeln verankert.
- **Hygieneverordnungen (HVO) der Bundesländer.** Die HVO der Bundesländer ergänzen und spezifizieren die Bestimmungen des IfSG mit dem Hauptaugenmerk auf Fachkräfte, die Hygienestandards absichern sollen. Sie unterscheiden sich seit 2012 untereinander kaum mehr und machen verbindliche Vorgaben für Schulung und Fortbildung (z. B. von Hygienebeauftragten), systematische Risiko-Bewertungen und entsprechende Ausrichtungen für Hygienepläne.
- **Gesetze zu Arzneimitteln und Medizinprodukten:**
  - Vorgaben des Bundesinstituts für Arzneimittel und Medizinprodukte (BfArM)
  - Medizinproduktegesetz (MPG)
  - Medizinproduktebetreiberverordnung (MPBetrV)
  - Arzneimittelgesetz (AMG)

  Diese Gesetze und angeschlossene Durchführungsverordnungen regeln die Herstellung und den Vertrieb von Arznei- und Heilmitteln sowie Medizinprodukten (z. B. Injektionsmaterialien, Diagnose- und Therapiegeräte). Auch hierbei greifen verschiedenste, teilweise strengste Hygienemaßnahmen zur Infektionsprävention. Ebenso unterliegt die Anwendung (Betreibung), ggf. Lagerung, Pflege und Kontrolle von Medizinprodukten Vorgaben zur Einhaltung der Hygienerichtlinien.
- **Regeln und Verordnungen aus dem Bereich des Arbeitsschutzes:**
  - Technische Regeln für Biologische Arbeitsstoffe (TRBA 250)
  - Biostoff-VO
  - Gefahrenstoff-VO
  - Berufsgenossenschaftliche Regeln für Sicherheit und Gesundheit bei der Arbeit (BGR 250)

  Neben diesen Gesetzen und Verordnungen kommen im Bereich des Arbeitsschutzes weitere Regeln zum Tragen. Hier geht es vornehmlich um den Schutz von Personal und anderen am Arbeitsprozess Beteiligten. Als Infektionsschutzmaßnahmen stehen hier – ähnlich wie in den KRINKO-Empfehlungen – Arbeitsabläufe, bauliche und ausstattungstechnische Maßgaben und effektive Schutzeinrichtungen im Fokus.

Die Zuständigkeiten für die Erstellung, Aktualisierung und Überprüfung sind dabei unterschiedlich – von den Bundesbehörden über lokale Einrichtungen bis zur Berufsgenossenschaft.

Zur Absicherung hygienischen Arbeitens dienen unterschiedliche **Verfahren**. Die Wahl des Verfahrens ergibt sich u. a. aus der Risikoeinstufung (z. B. von Medizinprodukten wie Geräten oder der Machbarkeit bzgl. verschiedener Materialien).

> **! Cave**
>
> **Bestimmungen sind nicht in Stein gemeißelt**
>
> Die Bestimmungen zur Hygiene unterliegen immer wieder Veränderungen und variieren zudem je nach Länderverordnung. In der Praxis sollten Sie sich deshalb regelmäßig über relevante Neuerungen oder länderspezifische Vorgaben informieren!

Ganz grob unterscheidet man zwischen
- **einfacher Reinigung** zur Reduzierung von Schmutz und damit eines Infektionsrisikos
- **Desinfektion** (Antisepsis) zur Reduzierung von Keimen
- **Sterilisation** (Asepsis) zur Befreiung von Keimen

Unter diesen Aspekten muss in einer Praxis das reale Risiko eingeschätzt werden und in einem Hygieneplan seinen Niederschlag finden. Das heißt, es muss u. a. detailliert festgelegt werden,
- wann, in welchen Situationen, wo, wer, welche Hygienemaßnahmen ergreifen muss und
- wer, wie oft und auf welchem Wege die Einhaltung dieser Vorgaben kontrolliert und absichert.

Zu diesem Zweck wird ein **Hygieneplan** (Kap. 1.4.4, ▸ **Tab. 1.1**) erstellt.

! Cave

Hygieneverstöße sind strafbar

Bei allen Maßnahmen in der Praxis sind die jeweiligen **Hygieneverordnungen** der Länder anzuwenden. Ein Verstoß gegen die Hygienevorschriften kann ein Verstoß gegen die Sorgfaltspflicht und somit als Körperverletzung strafrechtlich relevant sein!

HP-Praxis

Hygieneverordnungen und Hygieneplan

Bei allen Maßnahmen in der Praxis sind die jeweiligen **Hygieneverordnungen** der Länder zu beachten. Außerdem muss für die Praxis ein **Hygieneplan** erstellt werden.

1.3 Grundbegriffe der Hygiene und der Krankheitslehre

1.3.1 Pathogen

Definition

Pathogen

Unter dem Begriff „Pathogen“ werden alle Krankheitserreger zusammengefasst (Anmerkung: als Adjektiv bedeutet der Begriff „pathogen“ krankheitserregend). Dazu gehören pathogene Bakterien, Viren, Pilze, Protozoen, Parasiten, Gifte und ionisierende Strahlen. Pathogene, gegen die der Körper Antikörper (Abwehrstoffe) entwickeln kann, werden auch als **Antigene** bezeichnet.

Bei Pathogenen unterscheidet man
- obligat pathogene Erreger von
- fakultativ pathogenen Erregern.

Obligat pathogene Erreger: Obligat pathogene Erreger können potenziell bei jedem gesunden Menschen eine Erkrankung provozieren, unabhängig vom Zustand seines Immunsystems (Immunkompetenz). Infektionen mit diesen Erregern und daraus resultierende Erkrankungen können also „aus vollständiger Gesundheit heraus“ auftreten. Typische Beispiele für Erkrankungen, die durch obligat pathogene Erreger verursacht werden, sind die Virushepatitis, Kinderkrankheiten wie Windpocken oder Röteln oder Malaria.

Fakultativ pathogene Erreger: Fakultativ pathogene Erreger verursachen in der Regel nur Erkrankungen bei Menschen mit einem geschwächten Immunsystem (z. B. Kleinkinder oder alte Menschen, Patienten mit malignen Erkrankungen, bei Einnahme bestimmter Medikamente oder ausgeprägtem Stress), also mit geringer Immunkompetenz. Die auslösenden Erreger gehören teilweise zur physiologischen Besiedlung des Körpers (z. B. Darmflora), breiten sich aber unter für sie günstigen Bedingungen übermäßig aus und wirken dann pathogen (Translokation). Die ausgelösten Infektionen bezeichnet man auch als **opportunistische Infektionen**. Typische Beispiele sind die Tuberkulose, die Zytomegalie und die Legionellose. Zudem können persistierende Varizella-Zoster-Viren aktiviert werden, sodass das Krankheitsbild der Herpes Zoster („Gürtelrose“) entsteht.

1.3.2 Erregerreservoir

Definition

Erregerreservoir

Als Erregerreservoire werden Orte bezeichnet, an denen sich bestimmte Krankheitserreger bevorzugt und deshalb meistens in größerer Menge aufhalten und vermehren können. Sie sind sozusagen ökologische Nischen, von denen relativ hohe Ansteckungsgefahren ausgehen können. Natürliche Erregerreservoire sind der Mensch, Tiere oder Biotope.

Erregerreservoir Mensch: Infizierte Menschen sind ein mögliches Erregerreservoir. Dabei ist die Weitergabe eines Erregers an einen anderen Menschen nicht obligatorisch; so gibt es beispielsweise Pathogene, die zwar mit der Atemluft aufgenommen werden, die der Betroffene aber nicht wieder ausscheidet – etwa durch Husten oder Niesen. Auf der anderen Seite können infizierte Menschen Erreger ausscheiden, ohne selbst Symptome zu zeigen. Zum Beispiel sind asymptomatische Keimbesiedelungen des Nasenrachenraums nicht selten.

Menschen können als sog. Dauerausscheider über einen langen Zeitraum ein Erregerreservoir darstellen. Ein typisches Beispiel sind Salmonellen, die nach einer Infektion im Körper (z. B. in der Gallenblase) persistieren und immer wieder mit dem Stuhl ausgeschieden werden. Dauerausscheider sind deshalb gesetzlich in der Berufsausübung beschränkt und müssen sich regelmäßigen Kontrollen unterziehen.

Erregerreservoir Tier: Tiere können ein für den Menschen relevantes Erregerreservoir sein – und umgekehrt. Vielfach ist eine wechselseitige Übertragung möglich. Die Erkrankungen, die ausgelöst werden können, nennt man **Anthropozoonosen**.

Erregerreservoir Biotop: Neben den genannten Möglichkeiten existieren auch Pathogene, die weder auf Menschen noch auf Tiere als ökologische Nische angewiesen sind, sondern z. B. bevorzugt in Stäuben oder unter Luftabschluss in der Erde leben. Hier sind v. a. die Clostridien zu nennen (z. B. Clostridium tetani und Clostridium botulinum, die Erreger von Tetanus und Botulismus). Andere persistieren in kleinsten Wassertröpfchen: den Aerosolen). Das wohl bekannteste Beispiel sind hier die Legionellen, die bevorzugt sanitäre Anlagen und Klimaanlagen besiedeln.

1.3.3 Infektionswege/Infektionsketten

Definition

Infektionswege

Als Infektionswege werden Mechanismen bezeichnet, mithilfe derer Erreger von einem Organismus auf einen anderen übertragen werden.

Infektionen vollziehen sich über **verschiede Übertragungswege**. Einige Erreger zeigen sehr typische und spezifische Mechanismen, um in den Körper des Menschen zu gelangen. Die meisten Erreger können jedoch über mehrere Wege vermittelt werden, bevorzugen aber eine bestimmte Übertragungsmöglichkeit (z. B. Tröpfcheninfektion). Teilweise spielen **Zwischenwirte oder sog. Vektoren** („Überbringer") eine Rolle bei der Infizierung. Infektionen können unter den folgenden Gesichtspunkten eingeteilt werden.

Übertragungsweg

Die häufigsten Übertragungswege sind:

- **Tröpfcheninfektion** (aerogen): durch kleinste Flüssigkeitstropfen in der Luft (Aerosole); durch Mensch-zu-Mensch-Kontakt z. B. nur über Ausatemluft oder durch Anhusten, Anniesen, Küssen, zeitnahe Benutzung kontaminierter Ess- und Trinkutensilien oder durch Klimaanlagen
- **Schmierinfektion** (fäkal-oral/kontaminierte Gegenstände): Übertragung von Erregern, die aus Fäkalien stammen, über den Mund in den Körper; v. a. über kontaminiertes Trinkwasser und Erregerreservoirs in der Nahrung; über kontaminierte Trägermaterialien wie Türklinken und Toilettenbrillen, bei denen die Erreger nachfolgend z. B. über die Handlungen des Patienten in den Körper gelangen oder (seltener) direkt über kleine (Schleim-) Hautläsionen eindringen.

Daneben sind von Bedeutung:

- die **hämatogene Übertragung** (über das Blut) insbesondere durch medizinische Geräte, aber auch durch Geschlechtsverkehr oder Blutübertragungen unter mangelhaften hygienischen Bedingungen (z. B. bei HIV oder Virushepatitis B)
- **Staubinfektionen** (durch Inhalation kontaminierter Stäube, z. B. bei Hantavirus, Coxiella burnetii [Erreger des Q-Fiebers], Ornithose oder Milzbrand)
- **Zwischenträgerinfektionen** (sog. Zoonosen mit Tieren als Zwischenwirt, z. B. bei Malaria oder Borreliose)
- **Kontaktinfektionen** verlaufen i. d. R. als Schmier- oder hämatogene Infektion.

In aller Regel erfolgt die Infektion letztendlich über **(defekte) Haut oder Schleimhäute**. Kleine Hautläsionen (der äußeren Haut oder auch innerhalb des Körpers) können hier bereits eine Eintrittspforte darstellen. Dabei sind auch Schleimhäute, wie die Augenbindehäute (Konjunktiven), nicht zu vergessen!

Ein **besonderes Risiko** tragen Personen, die in der Krankenpflege arbeiten und keine ausreichenden Hygienemaßnahmen zum Selbst- und Fremdschutz berücksichtigen. Intakte Schleimhäute, ein gut aufgestelltes Immunsystem und eine geringe bzw. hochverdünnte Erregermenge verringern das Infektionsrisiko dabei enorm. Ein hohes Infektionsrisiko besteht bei medizinischen Maßnahmen, die ein Eindringen von Erregern in den Körper oder erst recht in die Blutbahn begünstigen. Dazu gehören Punktionen, Injektionen und Infusionen, Katheter oder Darmeinläufe.

Eintrittspforte

Krankheitskeime können auf **direktem oder indirektem** Wege in den Körper gelangen.

Bei der **direkten Infektion** gelangt der Erreger ohne lebende Zwischenwirte (also von Mensch zu Mensch) in den Organismus. Direkte Wege sind die Atemwege und verletzte oder (seltener) unverletzte Haut und Schleimhaut (auch Verdauungstrakt und Augenbindehäute).

Bei der **indirekten Infektion** sind Vektoren (z. B. blutsaugende Insekten), Nahrungsmittel und Wasser (alimentäre Infektion) sowie unbelebte Gegenstände (Spielzeug, Werkzeuge u. a.m.) Teil einer Infektionskette.

Belebte oder unbelebte Infektionsquellen (Erregerreservoir)

Als **belebte Infektionsquellen** werden Menschen, Tiere und Mikroorganismen bezeichnet, als **unbelebte Infektionsquellen** Gegenstände, Textilien, Waschbecken, Geschirr u. a. Materialien, Luft, Wasser (z. B. als Eiswürfel oder Zutaten von Gerichten) und Erde.

Herkunft des Erregers

Endogene Infektion: Der Erreger entstammt der körpereigenen Flora. Deshalb wird die Infektion auch als Autoinfektion bezeichnet. Über die Haut, aus den Atemwegen oder aus dem Darm gelangt er in den Blutkreislauf.

Exogene Infektion: Der Erreger stammt aus der Umgebung des infizierten Menschen und wird über Tröpfchen-, Schmier- oder hämatogene Infektion oder über Vektoren vermittelt.

Lerntipps

Übertragung während der Schwangerschaft und der Geburt

Einige Erkrankungen sind – unabhängig von hygienischen Maßnahmen – während der Schwangerschaft oder der Geburt von der Mutter auf das Kind übertragbar. Zu diesem Komplex gibt es eine kleine Eselsbrücke. Diaplazentar („über den STORCH") übertragbar sind folgende Erkrankungen:

- **S**yphilis
- **T**oxoplasmose
- **O**ther Infections (andere Infektionen): Gonorrhoe, Varizellen, Masern, Mumps, Tuberkulose, B-Streptokokken, Listeriose
- **R**öteln/Ringelröteln
- **C**ytomegalie, Chlamydien, Coxsackie-Virus
- **H**erpes simplex, Hepatitis B und C, HIV, Humanpapillomavirus

Abb. 1.1 Unterschiedliche Übertragungswege.

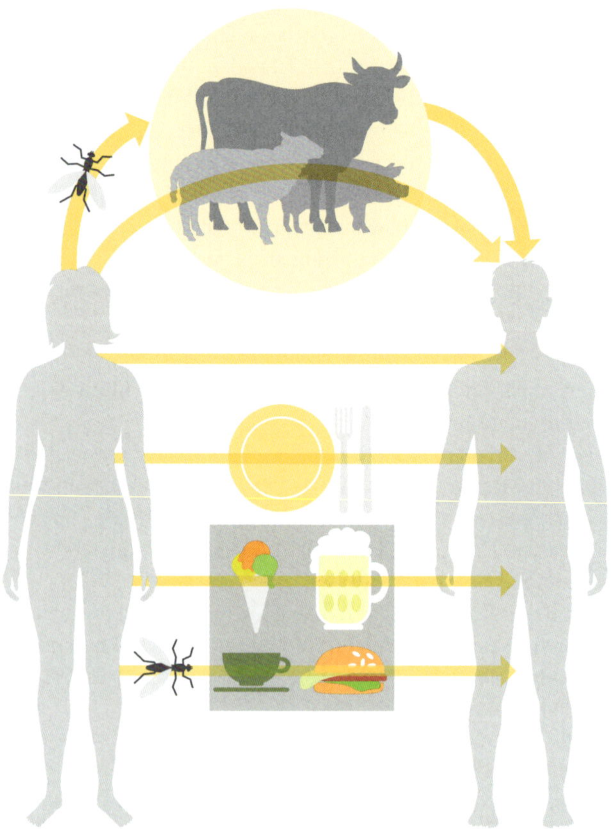

Infektionen werden über unterschiedliche Wege übertragen.

Infektionsketten

Aus den o.g. Aspekten (Infektionsquelle/Erregerreservoir, Übertragungsweg und -modalität, Empfänger) lassen sich also verschiedenste Infektionsketten ableiten, die den Weg eines Erregers bis zu seiner pathogenen Wirksamkeit beschreiben (▶ **Abb. 1.1**):

- Mensch → Mensch
- Tier → Mensch
- Mensch → Tier → Mensch
- Mensch → Nahrungsmittel → Mensch
- Mensch → Gegenstand → Mensch
- Tier → Nahrungsmittel → Mensch
- Tier → Gegenstand → Mensch
- Mensch → Insekt → Nahrungsmittel → Mensch
- Mensch → Insekt als Vektor → Tier → Mensch

1.3.4 Infektionsrisiko, Kontagiosität, Infektiosität und Virulenz

Infektionsrisiko. Das Risiko für Infektionen, z. B. für Personen, die sich in der Praxis aufhalten (v. a. Patient, Behandler, aber auch weiteres Personal, Begleiter der Patienten etc.), kann man sich als Waage vorstellen mit den Aspekten:

- **Grad der Kontamination** (Anzahl/Dichte der Keime auf Flächen, Körpern und benutzten Materialien und Geräten), die **Kontagiosität** (Übertragungsfähigkeit auf verschiedenen Übertragungswegen) sowie **Aggressivität** der Keime/Erreger (Infektiosität, Pathogenität und Virulenz) auf der einen Waagschale
- **Schutzgrad** der Beteiligten (intakte Haut, ggf. Impfung gegen Keime und Gifte, Immunität, intaktes Immunsystem u. a.) auf der anderen Waagschale

Die Kenntnis dieser Faktoren hat große Bedeutung für die Einschätzung von Infektionen und daraus resultierenden hygienischen und anderen Maßnahmen. Ein Beispiel ist die Quarantäne bei Erkrankungen mit hoher Kontagiosität, Infektiosität und Virulenz.

Kontagiosität. Sie beschreibt, wie einfach oder wie schwer Krankheitskeime übertragen werden können – mit anderen Worten: ob ihr Weg in den Körper beschwerlich oder leicht ist. Dabei zeigen Keime in der Regel jeweils erregertypische Infektionswege (z. B. Tröpfchen- oder Schmierinfektion, Übertragung über Blut oder Vektoren wie Insekten).

Aggressivität. Die **Infektiosität** bezeichnet die Fähigkeit eines Krankheitserregers, einen Wirt zu infizieren – also gewissermaßen seine Aggressivität. Sie wird bestimmt durch die Effektivität des Eindringens in den Organismus und die Reproduktionsrate nach der Invasion. Eng damit verbunden ist der Begriff der **Pathogenität**. Er beschreibt die Fähigkeit (in diesem Fall eines Krankheitserregers), auch tatsächlich eine Erkrankung auszulösen. Das Ausmaß der Pathogenität wird als **Virulenz** bezeichnet.

! Cave

Sorgfalt

Je mehr Risikofaktoren bzw. je schwächer der Schutzgrad, desto mehr Sorgfalt muss auf hygienisches Arbeiten gelegt werden.

1.3.5 Kontamination

Definition

Kontamination

Als Kontamination bezeichnet man die Verunreinigung von z. B. Flächen, Flüssigkeiten, Gegenständen, Nahrungsmitteln oder Körperbereichen (z. B. Haut, Wunden) durch Mikroorganismen.

Beseitigt man die Mikroorganismen bzw. Pathogene, spricht man von Dekontamination.

1.3.6 Asepsis und Antisepsis

Definition

Asepsis

Als Asepsis werden alle Maßnahmen bezeichnet, die der Beseitigung von Krankheitserregern dienen.

Aseptische Maßnahmen verhindern somit das Eindringen von Viren, Bakterien, Pilzen und pathogenen Mikroorganismen in den Körper. Dies gilt insbesondere mit Blick auf chirurgische Eingriffe oder ein Umfeld, in dem eine hohe Wahrscheinlichkeit für eine Kontamination besteht. Aseptische Maßnahmen zielen auf eine **Keimfreiheit**. Davon abzugrenzen ist die **Antisepsis**, die Mikroorganismen auf oder in lebendem Gewebe (z. B. Wunden, Haut oder Schleimhaut) bekämpft.

Definition

Antisepsis

Als Antisepsis werden alle Maßnahmen bezeichnet, die auf eine Keimreduzierung zielen (aber nicht zu einer vollständigen Keimfreiheit führen).

1.3.7 Immunisierung, Immunität

Definition

Immunisierung

Der Begriff der Immunisierung umfasst alle Maßnahmen, die einen Organismus unempfindlich machen gegenüber Pathogenen, also eine Immunität herbeiführen.

Als medizinische Maßnahme geschieht dies i. d. R. durch verschiedene Formen der **Impfung** (s. u.). Eine **natürliche Immunisierung** kann bei verschiedenen Erregern auch durch die Erkrankung selbst bzw. durch Kontakt mit dem Pathogen (auch ohne Erkrankung) erfolgen.

Merke

Immunität – nicht bei allen Erkrankungen

Der Kontakt mit einem Erreger (Pathogen) kann – mit oder ohne Erkrankung – zu einer natürlichen Immunisierung führen. Die dabei entstehende Immunität kann lebenslang oder auch nur für eine bestimmte Zeit gegeben sein (lebenslang: z. B. Röteln, temporär: z. B. Tetanus).
Bestimmte Erregerkontakte und Erkrankungen (z. B. Streptokokken) erzeugen keine oder keine sichere Immunität. Bei Krankheiten, die durch verschiedene Erregervarianten ausgelöst werden können, besteht eine Immunität evtl. nur gegen die Form, mit der der Patient Kontakt hatte (z. B. Rotaviren, Hepatitis-Viren).

Bei der Immunisierung durch eine Impfung werden 2 Formen unterschieden:

- aktive Immunisierung
- passive Immunisierung

Die gleichzeitige aktive **und** passive Immunisierung wird als **Simultanimpfung** bezeichnet.

Aktive Immunisierung

Bei einer aktiven Immunisierung wird das Antigen (von Viren, Bakterien o. a.) in den Körper eingebracht. In der Regel werden dem Patienten speziell präparierte oder abgeschwächte Erreger oder auch nur relevante Erregerbestandteile injiziert. Daraufhin bildet der Organismus **aktiv Antikörper** gegen den Erreger. Diese aktive Immunisierung hinterlässt in der Regel eine lang andauernde Immunität. Die Wirkung tritt jedoch erst verzögert (z. B. nach Tagen bis Wochen) ein. Wenn eine sofortige Wirkung erzielt werden muss, wird eine passive Immunisierung vorgenommen.

Passive Immunisierung

Bei der passiven Immunisierung werden über eine Injektion **Antikörper gegen das Antigen** in den Körper eingebracht. Diese Antikörper sind gereinigt und stammen von Menschen oder Tieren, die sie produziert haben, oder sie sind gentechnisch hergestellt. Sie werden auch Heilserum, Gammaglobuline oder Immunglobuline genannt. Die Antikörper, die bei einer passiven Immunisierung verabreicht werden, wirken unmittelbar, werden aber vom Körper wieder abgebaut und haben deshalb keine unbegrenzte Wirkungsdauer.

Transferbeispiel

Lisa züchtet einen Pilz

Die 11-jährige Lisa muss mit ihrem Kaninchen zum Tierarzt. Sie sitzt auf dem Rücksitz, den Arm auf den Käfig gelegt, der im Schoß liegt, der Vater fährt. „Jetzt habe ich den Mucki angesteckt“, meint sie, da sie selbst 4 Tage an einem Durchfall litt. „Nein, der hat doch Schnupfen und keinen Flotten“, erwidert der Vater. „Ja, stimmt. Ob der das riecht, was da so ekelig an seiner Nase klebt?“, fragt Lisa. „Keine Ahnung“, kommt es von vorne.
Nach 1 Stunde sind sie schließlich wieder auf dem Rückweg. Mucki wurde abgehört, die Nase gespült und er hat 2 Medikamente bekommen. Das fand Lisa alles höchst stressig und jetzt zwickt es an ihrer Lippe.
Als sie zuhause ankommen, hat sie dort den 2. Herpes ihres Lebens und am Arm einen juckenden, etwas unklar kreisrunden Ausschlag. Das ist zu viel für sie ... Sie will doch lieber einen Hund. Was ist passiert?

1. Zunächst: Dass Lisa und Mucki ihre Krankheiten ausgetauscht haben, ist sehr unwahrscheinlich. Die meisten Erreger sind artspezifisch.
2. Lisa war durch ihren vorangegangen Infekt etwas immungeschwächt und hat u. a. deshalb nun 2 Beschwerden:
   - Der Herpes simplex war vorab schon da. Er ist ein persistierender Keim („einmal drin, immer drin“). Die angenommene Durchseuchung liegt bei fast 100 %. Ein Wiederauftreten wird nicht durch eine erneute Infektion von außen, sondern z. B. durch eine starke Beanspruchung des Immunsystems provoziert. Auch Stress und Ekel spielen hier oft und sehr akut eine Rolle – und so war Lisa wieder dran.
   - Am Arm hat sie – ebenfalls sehr spontan (aber nicht untypisch) – einen Pilz entwickelt. Den haben Kaninchen nicht selten im Fell. Ihnen macht er meist wenig, besonders bei (abwehrgeschwächten) Kindern nistet er sich jedoch gerne ein und quält dann v. a. durch Juckreiz.

Ob das mit einem Hund besser würde? Zweifel sind angebracht!

Eventuelle personenbezogene Daten fiktiv, Fallbeispiel frei erfunden.

Fazit – Das müssen Sie wissen

Grundlagen der Hygiene

Infektiologie

Bakterien, Viren, Pilze, Protozoen, Parasiten, Gifte und ionisierende Strahlen können als **Pathogene** wirken. Kann der Körper dagegen Antikörper (Abwehrstoffe) entwickeln, nennt man diese Pathogene auch **Antigene.** Ob sie tatsächlich Erkrankungen auslösen, hängt von zahlreichen Faktoren ab:

Obligat pathogene Erreger können auch gesunde Menschen erkranken lassen, **fakultativ** pathogene Erreger meist nur bei Menschen mit einem geschwächten Immunsystem. Zudem spielen das Erregerreservoir (z. B. Mensch, Tier, Biotop) und die Art des Kontakts dabei eine große Rolle.

Die **häufigsten Übertragungswege** sind die Tröpfchen- und die Schmierinfektion. Kleine äußere oder auch innere Hautläsionen sind **häufige Eintrittspforten** – dazu zählen auch Schleimhäute, wie die Augenbindehäute.

Das **Infektionsrisiko** ist abhängig vom Gemenge aus

- dem Grad der Kontamination und
- der Kontagiosität,
- der Aggressivität der Erreger und
- dem Schutzgrad der Beteiligten (z. B. durch Immunität und ein intaktes Immunsystem).

Infektionsvermeidung

Um Infektionen zu verhindern, werden vorbeugende und dekontaminierende Maßnahmen ergriffen. Dabei werden alle Schritte, die der Beseitigung von Krankheitserregern dienen, also auf eine Keimfreiheit zielen, als **Asepsis** bezeichnet – in Abgrenzung von Maßnahmen der **Antisepsis**, die eine Keimreduzierung erbringen sollen.

Durch verschiedene Formen der **Impfung** soll zudem eine Immunisierung erzielt werden. Bei einer **aktiven** Immunisierung bildet der Patient selbst Antikörper nach einer Injektion mit präparierten oder abgeschwächten Erregern. Die **passive** Immunisierung erfolgt durch die direkte Gabe von Antikörpern (Immunglobulinen). Die Kombination aus beidem wird als Simultanimpfung bezeichnet.

1.4 Hygiene in der Praxis

In der medizinischen Praxis sind strenge Hygienemaßnahmen eine grundlegende Voraussetzung für seriöses und erfolgreiches, **sicheres und gesetzeskonformes Handeln**. Die Rahmenbedingungen dafür sind in zahlreichen Vorgaben geregelt (Kap. 1.2). Die Vielzahl der Vorgaben mag zunächst irritieren und kann von Praxisleitung und Personal als belastend empfunden werden. Bei genauerem Hinsehen wird aber klar: viele Maßnahmen kann man sich schon mit dem „gesunden Menschenverstand" erschließen und erklären.

1.4.1 Personalhygiene

Das medizinische Personal einer Praxis hat auf die persönliche Hygiene zu achten. Lange, ungepflegte oder künstlich aufgebrachte **Fingernägel** sowie aufgetragener Nagellack sind tabu. Hinderlicher **Schmuck** wird in der Arbeitszeit abgelegt. Ohnehin empfiehlt das RKI, in Bereichen, in denen Händedesinfektionen durchgeführt werden, keinerlei Schmuck, auch keine Ringe oder Armbänder zu tragen. Man bindet langes **Haar** zusammen, trägt rutschfestes und im Fersenbereich verstärktes Schuhwerk mit möglichst einfacher Oberfläche und Arbeitskleidung, die nicht privat genutzt wird. Schuhe und Kleidung müssen funktionell und einfach zu reinigen sein. Benutzte **Wäsche oder andere Textilien** (z. B. Arbeitskleidung) müssen – getrennt von der Privatwäsche – mit einem geeigneten Mittel bei mindestens 60 °C, möglichst aber bei 90 °C gereinigt werden. Eine Entkeimung der genutzten Waschmaschine muss regelmäßig erfolgen.

Je nach Bedarf wird Kleidung ohne besondere Schutzfunktion ergänzt durch besondere Schutzmaßnahmen wie Handschuhe, Mundschutz, Schutzkittel, Brille u. a.m.

Die TRBA 250 (S. 15) (Technische Regeln für Biologische Arbeitsstoffe) machen hierzu Vorgaben, die sich jedoch in den Arbeitsschutzregelungen unterschiedlich darstellen.

Lerntipps – Mündliche Prüfung

Personalhygiene bereits in der Überprüfung

Möglicherweise tragen Sie gerne Schmuck, Schuhe mit hohen Absätzen und haben aus modischen Gründen oder weil Sie Gitarre spielen, lange Fingernägel. Vermeiden Sie in Ihrer Heilpraktikerüberprüfung, dass sich hieraus eine kritische Situation ergibt: Wählen Sie einfache, schlichte Kleidung, legen Sie große Schmuckstücke möglichst ab und halten Sie Ihre Fingernägel kurz und gepflegt. Binden Sie Ihr evtl. langes Haar zusammen. Das alles hat nichts mit der Bewertung eines persönlichen Stils zu tun, kann aber einen potenziellen Stolperstein in der Prüfung zur Seite räumen.

1.4.2 Bauliche und funktionelle Anforderungen in der Praxis

Wie eine Praxis aufgebaut und eingerichtet sein sollte, ist natürlich abhängig von den praktizierten Diagnose- und Therapieverfahren, von der Zahl der Mitarbeiterinnen und Patienten, von der primären Patientengruppe (z. B. Kinder, alte Menschen) u. a.m.

Hygienische und Sicherheitsbestimmungen sind dabei gegenüber Fragen des Geschmacks oder stilistischen Vorlieben fraglos vorrangig. Alle Wege zur und innerhalb der Praxis müssen unfallgesichert sein (z. B. durch rutschfeste Böden, ausreichende Beleuchtung).

Inventar und Böden. Die **Praxisausstattung** muss hygienischen Anforderungen entsprechen, die sich ebenfalls am planbaren Praxisalltag orientieren. Alle Oberflächen des Inventars und alle Böden im patientennahen Bereich müssen abwaschbar, glatt und möglichst desinfizierbar und somit resistent gegen Bestandteile von Desinfektionsmitteln sein. Bei bestimmten Therapieverfahren (z. B. Kolon-Hydro-Therapie) müssen bei täglicher Anwendung (also je nach Gefahrenlage) auch die Fußböden täglich desinfiziert werden.

Gefahrenstoffe (z. B. Desinfektionsmittel), Medikamente und sensible Geräte (z. B. elektrische Geräte und Messgeräte) müssen so gelagert werden, dass sie für Patienten nicht erreichbar, bestenfalls auch nicht einsehbar sind.

Waschplatz. Die **TRBA 250** gibt Folgendes vor:

- In Untersuchungs- und Behandlungsräumen muss ein gut erreichbarer **Waschplatz** vorhanden sein.
- Er muss ausgestattet sein mit **Wechselspendern** für je ein **Händepflege- und Desinfektionsmittel**, die mit dem Ellenbogen bedient werden können, sowie einem Spender für **Einmalhandtücher**. Handtücher zum mehrfachen Gebrauch sind aufgrund der Verkeimungsgefahr nicht gestattet.
- Alle Spender müssen auf gut zu reinigenden Untergründen (z. B. Fliesen, glatten Wandimprägnierungen) angebracht sein und regelmäßig gereinigt werden.
- Ein Mülleimer, der mit dem Fuß geöffnet werden kann, muss in unmittelbarer Nähe bereitstehen.
- Die **Armaturen für kaltes und warmes Wasser** müssen ohne eine Berührung durch die Hand bedienbar sein. Der Wasserstrahl aus der Armatur darf nicht direkt in den Abfluss zielen und das Waschbecken darf keinen offenen Überlauf haben.

Untersuchungs- und Behandlungsräume. Empfangs- und Wartebereiche unterliegen weniger strengen Anforderungen, müssen aber grundsätzlich denselben hygienischen Anforderungen genügen wie Untersuchungs- und Behandlungsräume. Reinigungsmaßnahmen werden hier nur im 2-tägigen Zyklus empfohlen.

Ausnahmen bilden natürlich Situationen, in denen eine aktuelle Kontamination angenommen werden und eine bedarfsgerechte Reinigung erfolgen muss. Erhöhte Risikolagen (wie z. B. im Rahmen der Corona-Pandemie) können weitere Auflagen bedingen: So müssen z. B. Abstandsregeln durch entsprechendes Aufstellen von Stühlen abgesichert werden, auf die Auslage von Zeitschriften u. Ä. wird verzichtet u. a.m. Werden Termine mit potenziell oder sicher infektiösen Patienten vereinbart, so muss das Infektionsrisiko durch Umgehung des Wartezimmers oder durch Einbestellung außerhalb von Stoßzeiten gesenkt werden.

Toiletten. Getrennte Toiletten für Patienten und Personal sind von wenigen Ausnahmen abgesehen verpflichtend. Auch hier muss ein wie oben beschriebener Waschplatz zur Verfügung stehen. Zudem muss auch hier das Inventar einschließlich der Fußböden den geschilderten Ansprüchen genügen.

Abfall- und Müllentsorgung. Die **Entsorgung von Müll und Verbrauchsmaterialien** muss gemäß den gesetzlichen Vorgaben erfolgen. Möglichkeiten zur raschen und regelgerechten Entsorgung (z. B. Tretmülleimer, Kanülensammler) müssen gut erreichbar sein, sodass Zwischenlagerungen, Umfüllungen und v. a. der Kontakt mit Patienten und weiterem Personal vermieden werden (Kap. 1.4.5).

Reinigung von Gebrauchsgegenständen. Benutzte **Wäsche oder andere Textilien** (z. B. Handtücher) müssen – getrennt von der Privatwäsche – mit einem geeigneten Mittel bei mindestens 60 °C, möglichst aber bei 90 °C gereinigt werden. Eine Entkeimung der genutzten Waschmaschine einschließlich der Innen- und Außenseiten der Befüllklappe muss regelmäßig erfolgen.

Teller, Gläser und Tassen, die für Nahrungsmittel und Getränke benutzt wurden, müssen in einer Spülmaschine bei hoher Temperatur gereinigt werden.

Für medizinische Gebrauchsgegenstände ist die Desinfektion oder Sterilisation vorgesehen.

1.4.3 Konkrete Maßnahmen in der Praxis

Neben den o. g. Ausstattungsmerkmalen kommen in der Praxis verschiedene Hygienemaßnahmen zum Tragen:

- Bei der täglichen **Reinigung**, z. B. durch Reinigungspersonal nach Tagesabschluss der Praxis, werden einfache Verunreinigungen durch Stäube, Textilbestandteile u. a.m. auf allen Flächen mit Wasser und geeigneten Zusätzen entfernt.
- Bei der regelmäßigen **Händewaschung** (Kap. 1.5.5) werden oberflächlich Keime auf den Händen des medizinischen Personals reduziert.
- Die **Desinfektion** (Kap. 1.5) reduziert die Kontaminierung von Flächen und Geräten vor, während und nach medizinischen Maßnahmen. Eingeschlossen ist hier auch die Haut- und Händedesinfektion bei Behandlern und Patienten.
- **Fußböden** werden nach der sogenannten **„Zwei-Eimer-Methode“** desinfiziert: Es werden 2 gleiche Eimer jeweils mit Desinfektionslösung verwendet. Ein Wischmopp wird im sauberen Eimer mit Desinfektionsmittel getränkt und damit gewischt. Danach wird der Wischmopp im 2. Eimer ausgewaschen und erneut im 1. Eimer getränkt und es wird weiter gewischt. Nach ca. 20 m² (1–2 Zimmer) den Wischmopp entsorgen und mit einem neuen Wischmopp fortfahren.
- Die **Sterilisation** (Kap. 1.6) tötet vermehrungsfähige Mikroorganismen einschließlich Sporen und pathogener Keime auf sterilisierbaren Gegenständen (z. B. Scheren, Pinzetten).

1.4.4 Hygieneplan

Definition

Hygieneplan

Der Hygieneplan ist eine elementare Grundlage der Praxishygiene. Er ist eine Sammlung schriftlich festgelegter Standardanweisungen zu verbindlichen Maßnahmen der Infektionshygiene.

Hygienepläne für verschiedene Praxen sind nicht einheitlich. Sie richten sich nach den Rahmenbedingungen und den damit verbundenen Risiken und Erfordernissen. So unterscheiden sich z. B. Pläne für naturheilkundliche Praxen, Zahnarztpraxen oder andere Praxen, OP-Räume, Kindergärten u. a.m. je nach Einrichtung und praxisspezifischen Umständen. Der Hygieneplan hat das **Ziel**, das Gesundheitsrisiko durch Infektionen, Schadstoffe und andere Gefahren in der Praxis zum Schutz aller Beteiligten (Patienten, Personal u. a.) zu minimieren. Der Plan ist für das gesamte Mitarbeiterteam verbindlich und gilt als Dienstanweisung.

HP-Praxis

Jede Praxis muss einen Hygieneplan haben!

Auch Praxen, die nicht invasiv oder körperlich mit Patienten arbeiten, müssen einen Hygieneplan erstellen. Die Anforderungen sind natürlich z. B. in einer Praxis für gesprächsbasierte Psychotherapie anders als in einer Einrichtung, in der z. B. Injektionen, Aderlässe oder Darmspülungen vorgenommen werden. Der Schutz aller Beteiligten darf die Hygiene dennoch in keiner Praxis vernachlässigt werden!

Die **Arbeitsanweisungen** richten sich an:

- medizinisches Personal
- evtl. Assistenten, Praktikanten, andere Hilfskräfte, Lieferanten u. a.m.
- Reinigungskräfte
- Verwaltungspersonal

Die thematisierten **Aspekte** umfassen v. a.:

- das **antiseptische Arbeiten** (Reinigungs-, Desinfektions- und Sterilisationsmaßnahmen: Anlässe und Situationen, Wirkstoffe, Vorgehensweisen, Regelmäßigkeiten u. a.m.)
- den **Umgang mit Praxisabfällen** (Haus- und Sondermüll, (nicht) kontaminiertes Material)
- die **Praxisgestaltung** (Mobiliar, Geräte, Böden, Wände u. a.m.)

Individueller Plan. Es gibt ganz allgemeine Vorgaben für einen Hygieneplan. Diese kann man u. a. als Vordrucke aus dem Internet laden. Sie sind erhältlich von Firmen, die relevante Artikel vertreiben, oder man findet Vorlagen in entsprechender Literatur (z. B. in Kämper S. Praxishandbuch für Heilpraktiker. 4. Aufl. Stuttgart: Haug; 2018). Jede Praxis muss den Plan nach einer jeweiligen **Risikoanalyse** (gegebene Infektionsgefahren, z. B. je nach Therapieverfahren) individuell zuschneiden und die Vorgaben anpassen. Der Plan muss für alle relevanten Personen zugänglich sein – etwa als Aushang oder in einem einfach zugänglichen Aktenordner. Die (z. B. an der Wand hängenden) Papiere müssen geschützt sein gegen Spritzwasser, Ausbleichen etc.

1.4.5 Abfallentsorgung

Unter anderem in der KRINKO wird die regelgerechte Entsorgung von Abfällen, die im Arbeitsablauf der Praxis anfallen, geregelt. Zudem ist die „Richtlinie über die ordnungsgemäße Entsorgung von Abfällen aus Einrichtungen des Gesundheitsdienstes“ der Länderarbeitsgemeinschaft Abfall (LAGA) europarechtskonform geregelt. Naturheilpraxen sind hier ausdrücklich eingeschlossen, werden aber als „Abfallstellen mit geringem Abfallaufkommen“ bewertet.

Abfälle in medizinischen Einrichtungen werden in 5 Gruppen fraktioniert:

- **Gruppe A** = Hausmüll
- **Gruppe B** = Abfälle mit Blut, Sekreten oder Exkrementen (entscheidende Aspekte: Die Materialien dürfen nach der sachgemäßen Lagerung nicht mehr umgefüllt werden, sie müssen in reißfeste, blickdichte Müllsäcke verpackt werden und am Tag der Abholung zur Entsorgung gegeben werden; **Kanülen** sind in stich- und bruchfesten und fest verschließbaren Einwegbehältnissen zu sammeln und sicher vor unbefugten Zugriff zu lagern und zu entsorgen)
- **Gruppe C** = mit Keimen meldepflichtiger übertragbarer Krankheiten kontaminierte Gegenstände (Sondermüll)
- **Gruppe D** = gefährliche Chemikalien (z. B. auch Arzneien)
- **Gruppe E** = Organ(teil)e, Körpergewebe, gefüllte Blutbehälter (z. B. nach Volumen-Aderlass)

Folgende Aspekte müssen in der Naturheilpraxis – teilweise abhängig von den praktizierten Verfahren – beachtet werden:

- Der Praxismüll darf nicht verdichtet/gepresst werden.
- Blutgefüllte Behälter (z. B. bei Aderlasstherapie) müssen gemäß der jeweiligen örtlichen Abwassersatzung gesondert (Abfall-Gruppe E), ggf. in einem gesonderten Abguss, entsorgt werden.
- Kanülen und andere scharfe oder spitze Gegenstände (sog. „Sharps“) müssen gemäß den Vorgaben (Gruppe B) entsorgt werden. Sie müssen z. B. in zugelassenen Abwurfbehältern (S. 38) gesammelt werden. Die Sammelbehältnisse sind regelmäßig auszutauschen. Es empfiehlt sich, ihre Verschlusskappe durch Verkleben mit einem Pflasterstreifen o. Ä. gegen Aufspringen zu sichern. Die Behälter sollten maximal zu ⅔ gefüllt werden, um Verletzungen beim Verschließen der Verschlussklappe zu vermeiden. Grundsätzlich ist der Gebrauch von Sicherheitskanülen (S. 43) zu empfehlen.

Merke

Praxismüll ist nicht immer Sondermüll

Müll, der im Alltag einer Praxis anfällt, ist nicht grundsätzlich Sondermüll! Der meiste in der Naturheilpraxis anfallende Abfall ist der Abfallgruppe A zuzuordnen und kann somit mit dem Hausmüll entsorgt werden. Jedoch sind auch hierbei die beschriebenen Richtlinien zu beachten! Gesondert entsorgt werden müssen nur eher selten anfallende Stoffe wie kontaminierte Materialien, Gefahrenstoffe (z. B. bestimmte Chemikalien) und Körperbestandteile (hierzu gehören auch größere Blutmengen, z. B. Blutbeutel aus Aderlässen).

1.4.6 Dokumentation und Kontrolle

Die Aktualität und die Umsetzung der Vorgaben eines Hygieneplans müssen abgesichert werden. **Verantwortlich** dafür ist der Praxisinhaber bzw. -betreiber. Notwendige Kontrollen oder Aufgaben in diesem Sinne können delegiert werden.

Hygienebeauftragte, z. B. des Gesundheitsamtes, Hygienefachkräfte oder Krankenhaushygieniker können dabei eine beratende Funktion übernehmen. Der Hygieneplan (▶ **Tab. 1.1**) muss auf Verlangen dem zuständigen Gesundheitsamt vorgelegt werden, z. B. im Rahmen einer Praxisbegehung. Der Hygieneplan beschreibt dementsprechend auch,

- in welcher Form, wie oft und durch wen Hygienemaßnahmen **dokumentiert** werden,
- wer, wann, wie oft und in welcher Weise **überprüft**,
- ob die Angaben im Plan den praktischen Anforderungen entsprechen und
- ob die Vorgaben eingehalten werden.

Tab. 1.1 Auszug aus einem Musterhygieneplan (Quelle: Kämper S. Praxishandbuch für Heilpraktiker. 4. Aufl. Stuttgart: Haug; 2019).

Arbeitsanweisung: Hygienisches Verhalten Personal/Mitarbeiterschutz					
Was	**Wann**	**Wie**	**Womit**	**Wer**	**ergänzende Arbeitsanweisung**
Fingerschmuck	–	–	–	Heilpraktiker Mitarbeiter	Jede Art von Fingerschmuck ist vor dem Arbeitsbeginn abzulegen, eine hygienische Händedesinfektion ist mit Fingerschmuck nicht sachgerecht durchführbar.
Fingernägel	–	–	–	Heilpraktiker Mitarbeiter	Fingernägel sind kurz geschnitten und sauber zu halten, sodass sich keine Verschmutzungen darunter ansammeln können. Bei langen Fingernägeln ist zudem eine sachgerechte Durchführung einer hygienischen Händedesinfektion nicht möglich. **Künstliche Fingernägel sind nicht gestattet!**
Haare	–	–	–	Heilpraktiker Mitarbeiter	Lange Haare sind geschlossen zu tragen.
Arbeitskleidung wechseln, waschen und reinigen	nach einem Arbeitstag nach Kontamination nach Verschmutzung	in einer Waschmaschine mit Desinfektions-/Waschmittel	in dieser Praxis: Waschmittel, bei 60 °C	Heilpraktiker Mitarbeiter	Die Praxis darf nicht in Arbeitskleidung verlassen werden. Die Arbeitskleidung ist geschlossen zu tragen. Die Privatkleidung ist getrennt von der Arbeitskleidung aufzubewahren.
Arbeitsschuhe reinigen und desinfizieren	nach Kontamination nach Verschmutzung	abwischen und desinfizieren	Desinfektionsmittel	Heilpraktiker Mitarbeiter	Die Praxis darf nicht in Arbeitsschuhen verlassen werden. In der Praxis dürfen keine privaten Schuhe getragen werden. Geeignete Arbeitsschuhe müssen • im vorderen Bereich geschlossen sein (keine Sandalen), • einen rutschhemmenden Fersenhalt besitzen, • leicht abwasch- und desinfizierbar sein.

Eine mindestens jährliche **Belehrung** bzw. Schulung des gesamten Personals ist angezeigt. Ein Schulungsprotokoll ist empfehlenswert. Checklisten, Ablaufpläne und die Dokumentation über die Digitalfotografie können hierbei wertvolle Hilfen sein.

Lerntipps – Mündliche Prüfung

Hygieneplan – wichtiges Prüfungsthema

Der Hygieneplan ist ein wichtiges Thema. Er hat herausragende praktische Bedeutung und deshalb große Relevanz. Sie sollten über die allgemeinen Ziele und Inhalte eines Hygieneplans Bescheid wissen.

Transferbeispiel

Praxishygiene in der HP-Überprüfung

Prüfer: „Bislang haben Sie ja alles gut gemacht. Gehen wir davon aus, dass Sie diese Prüfung bestehen. Dann könnten Sie theoretisch morgen Ihre Praxis eröffnen. Was müssen Sie denn dabei bedenken?"
HPA: „Oh, das ist eine Menge! Eigentlich möchte ich auch gar nicht morgen meine Praxis eröffnen, sondern erst noch einiges lernen: Diagnoseverfahren, Therapiekonzepte usw. ..."
Prüfer: (unterbricht) „Das ist gut. Sie haben ja auch eine große Verantwortung! Aber nehmen wir an, Sie könnten das schon alles. Was müssen Sie bedenken, bevor Sie Ihr Schild an die Hauswand schrauben?"
HPA: „Ich muss die Praxis natürlich anmelden. Beim zuständigen Gesundheitsamt zum Beispiel ..."
Prüfer: (unterbricht) „Richtig. Aber wenn Sie die nun einrichten und – sagen wir mal – eine befreundete Mitschülerin, die noch nicht zur Prüfung gegangen ist, als Helferin einspannen."

HPA: „Die Praxis muss natürlich den gesetzlichen Voraussetzungen entsprechen, Hygiene und so weiter."
Prüfer: „Auch richtig. Nehmen wir an, Sie wollen Blutegeltherapie machen. Welche Konsequenzen hat das?"
HPA: „Das ist eine invasive Therapie. Die stellt besondere Anforderungen an die Hygiene. Da muss ich einen Hygieneplan erstellen ..."
Prüfer: (unterbricht erneut) „Nur dann?"
HPA: „Nee, das muss ich eh. Aber hier muss ich bedenken, dass z. B. die Einrichtung entsprechend ist: einfach zu reinigende Flächen, ordnungsgemäße Waschplätze, einfach zugängliche Materialien, regelgerechte Müllentsorgung und Entsorgung der Egel ... das muss dann in dem Hygieneplan niedergeschrieben werden."
Prüfer: „Und die Mitarbeiterin?"
HPA: „Die muss ich darin einweisen – auch, wenn sie nur organisatorische Aufgaben übernimmt. Alle Vorgänge müssen dokumentiert werden ..."
Prüfer: (unterbricht wieder) „Ja, gut. Sie müssen nicht dokumentieren, wenn jemand von Ihnen zur Toilette oder in die Pause geht. Aber wir sehen, dass Sie sich damit befasst haben. Danke, genau das wollte ich von Ihnen hören."

Eventuelle personenbezogene Daten fiktiv, Fallbeispiel frei erfunden.

1.4.7 Praxisbegehung

Das Gesundheitsamt ist auf der Grundlage verschiedener Rechtsvorschriften (insbesondere des IfSG) berechtigt und angehalten, regelmäßig Praxen zu kontrollieren. Das gilt auch für Naturheilpraxen oder Beratungseinrichtungen, die nicht invasiv arbeiten. Diese sog. **Praxisbegehungen** werden meistens anlassunabhängig, also routinemäßig und unabhängig von bestimmten Zeitabständen durchgeführt und mit einem Vorlauf von mehreren Wochen angekündigt. Nur bei konkreten Problemen, etwa einer vorliegenden Beschwerde oder gar Anzeige, kommen auch unangekündigte Kontrollen infrage.

Eine Praxisbegehung ist bei sorgfältiger Durchführung durch den Mitarbeiter des Gesundheitsamtes ein **„Rundumschlag"**: Geprüft werden kann theoretisch alles, was in Bezug steht zu Hygienevorschriften, Medizinproduktegesetz, Arzneimittelgesetz etc. – von der Routineprüfung aller Geräte und der Kontrolle aller wasserführenden Systeme über die Sachkenntnis der Mitarbeiter und das Raum- und Zonenkonzept bis zur Reinigung von Medizinprodukten und dem Bestandsverzeichnis gelagerter Arzneien.

Besonderen Wert legen die Mitarbeiter des zuständigen Gesundheitsamtes meist auf den **Hygieneplan** (Kap. 1.4.4), der möglichst komplett und aktuell vorliegen sollte. Die hier eingebundenen Checklisten müssen dokumentieren, dass die wichtigsten Maßnahmen in der zu kontrollierenden Praxis regelmäßig durchgeführt werden und dies auch durch die Praxisleitung oder einen Hygienebeauftragten überprüft und sichergestellt wird. Zentrale Bedeutung haben hierbei **Checklisten**, u. a.:

- zum Hygienemanagement (Vorschriften für Abläufe, geeignete Mittel etc.)
- zum Abfallmanagement/zur Müllentsorgung
- zum Bestand und zur ordnungsgemäßen Lagerung von Arzneimitteln
- zur Kontrolle von Medizinprodukten (insbesondere Messgeräten und komplexeren technischen Geräten) und zur Führung eines Gerätebuches (z. B. elektrisch betriebenen Instrumenten und Messgeräten)
- zur Führung eines Verbandbuches bei entsprechenden Therapieverfahren

Bei nicht gravierenden Mängeln wird dem Praxisinhaber ein **Mängelprotokoll** zugestellt. Dieses beschreibt Fristen, innerhalb deren benannte Mängel behoben sein müssen. Kommt man dem nicht nach, droht ein Bußgeldverfahren. Nur bei gravierenden Problemen kann eine vorübergehende Praxisschließung angeordnet werden.

Es ist von Vorteil, wenn mindestens ein Praxismitarbeiter z. B. durch eine entsprechende anerkannte und bescheinigte Schulung so qualifiziert ist, dass er als **Hygienebeauftragter** die korrekte Umsetzung des Hygieneplans im Blick hat und den Praxisinhaber in der Erfüllung dieser Verpflichtung unterstützt.

Wer ganz auf „Nummer sicher" gehen möchte, führt vor einer Praxisbegehung ein sog. **Audit** durch. Hierbei wird von einem speziell hierfür geschulten Auditor ohne Rechtsfolge geprüft, ob Prozesse, Dokumentationen etc. die geforderten Standards erfüllen. So wird häufig auch im Rahmen eines Qualitätsmanagements verfahren, z. B. zur Erlangung eines Qualitätssiegels.

Fazit – Das müssen Sie wissen

Hygiene in der Praxis

In der medizinischen Praxis sind durch zahlreiche Gesetze, Verordnungen und andere Bestimmungen strenge Hygienemaßnahmen vorgegeben.
Sie betreffen v. a.

- die **Praxisausstattung**,
- die **Reinigung**, Desinfektion und ggf. Sterilisation von Flächen und Materialien in der Praxis und
- die **Müllentsorgung.**

Alle Maßnahmen müssen in einem an die Praxis angepassten **Hygieneplan** niedergelegt und die Kontrolle der Umsetzung dokumentiert werden.

1.5 Desinfektion

Definition

Desinfektion

Nach dem Deutschen Arzneibuch (DAB) ist die Desinfektion definiert als Maßnahme, „totes oder lebendes Material in einen Zustand [zu] versetzen, dass es nicht mehr infizieren kann". Eine Desinfektion verfolgt also das Ziel, die Menge von Infektionserregern (auf einer Fläche, auf der Haut u. a.) so weit zu reduzieren, dass eine Übertragung weitestgehend ausgeschlossen werden kann. Eine Keimfreiheit wird durch die Desinfektion nicht erzielt, sondern eine Keimreduzierung (Antiseptik).

Eine Desinfektion verfolgt das Ziel, die Menge von Infektionserregern (auf einer Fläche, auf der Haut u. a.) so weit zu reduzieren, dass eine Übertragung weitestgehend ausgeschlossen werden kann. Eine 100%ige Keimreduzierung findet bei der Desinfektion nicht statt. Man geht bestenfalls von einer möglichen Reduktion um 99% aus. Grundlegend können **folgende Verfahren** der Desinfektion unterschieden werden:

- **physikalische Desinfektion**
- **chemische Desinfektion**
- **mechanische Desinfektion**
- Kombinationen aus diesen Verfahren, z. B. thermisch-chemische Instrumentendesinfektion mittels spezieller Spülmaschinen

▸ **Tab. 1.2** gibt einen kurzen Überblick über wichtige Desinfektionsmethoden.

Die **Effektivität** einer Maßnahme ist abhängig von verschiedenen Faktoren, die teilweise in Wechselwirkung miteinander stehen:

- der angewandten Temperatur
- dem angewandten Verfahren
- der chemischen Zusammensetzung eingesetzter Desinfektionsmittel
- der Einwirkzeit
- dem Durchdringungsvermögen der Desinfektionsmittel
- den Durchdringungsmöglichkeiten des Desinfektionsguts
- der Dichte und Virulenz der Mikroorganismen

Desinfektionsmittel müssen geprüft und zugelassen sein durch den Verband für angewandte Hygiene (VAH) oder das Robert Koch-Institut. Die Gebrauchsanweisung (z. B. Verdünnung, Einwirkzeit, etc.) muss genau befolgt werden und das Mittel darf in keinem Fall nach Ablauf des Verfallsdatums verwendet werden.

! Cave

Haltbarkeit

Desinfektionsmittel sind nur begrenzt haltbar, sie haben alle ein Verfallsdatum, das unbedingt beachtet werden muss.

1.5.1 Wirkungsbereiche

Desinfektionsmittel und -verfahren werden nach einer Liste des BGA (Bundesgesundheitsamt) in die Wirkungsbereiche A, B, C, D unterteilt. Hier sind auch Maßnahmen der Sterilisation eingeschlossen. Dabei ist ein Desinfektionsverfahren bzw. -mittel des Wirkungsbereiches A weniger wirksam als eines aus dem Wirkungsbereich B. Auf der anderen Seite ist ein Mittel des Wirkungsbereiches A z. B. weniger belastend für die Atemwege oder die Haut von Therapeuten und Patienten. In der Heilpraktikerpraxis sind i. d. R. nur die Wirkungsbereiche A und B von Bedeutung (▸ **Tab. 1.3**).

Die Wirksamkeit von Desinfektionsmittel wird zudem nach der Zielgruppe differenziert – also nach den Keimen, gegen die sich ein Mittel richten soll:

- Bakterizid (B)
- Fungizid (F)
- Sporizid (S)
- behüllte Viren (bV)
- unbehüllte Viren (uV)

Merke

Änderungen von Vorschriften

Bedenken Sie bitte, dass sich Vorschriften und Regeln immer wieder verändern können – etwa angesichts neuer Anforderungen oder Erkenntnisse. Informieren Sie sich für Prüfung und Praxis regelmäßig über evtl. Neuerungen. Als zentrale Informationsquelle ist das Robert Koch-Institut zu empfehlen.

Tab. 1.2 Einige wichtige Desinfektionsmethoden.

Verfahren	Was	Wie	Bedingungen und Informationen
chemisch	Hände	z. B. mithilfe von Alkoholen	60 % n-Propanol
			70 % Iso-Propanol
			80 % Ethanol
	Flächen, Geräte	z. B. mithilfe von Aldehyden, Phenolen	-
physikalisch	OP-Räume	UV-Strahlen	-
	Materialien	Dampf	100 °C für 30 min
		Heißluft	100 °C
		Auskochen	100 °C für 15–20 min
		Pasteurisieren	verschiedene T-Stufen
mechanisch	Flüssigkeiten	Filtermethoden	-
Kombination aus physikalisch (thermisch) und chemisch	Wäsche	Waschmaschine	60 °C mit Vorwäsche

Tab. 1.3 Wirkungsbereich und Wirkung von Desinfektionsmitteln und -verfahren.

Wirkungsbereich	Wirkung	Verfahren / Einwirkzeit
Wirkungsbereich A	Abtötung von vegetativen bakteriellen Keimen einschließlich Mykobakterien, sowie von Pilzen einschließlich deren Sporen	kochendes Wasser (> 3 min) oder strömender Dampf (> 5 min)
Wirkungsbereich B (= AB)	Inaktivierung von Viren	kochendes Wasser (> 3 min) oder strömender Dampf (> 5 min)
Wirkungsbereich C (= ABC)	zur Abtötung von bakteriellen Sporen bis zur Resistenzstufe des Erregers von Milzbrand	strömender Dampf (> 15 min)
Wirkungsbereich D (= ABCD)	Abtötung von Sporen der Erreger von Gasbrand, Gasödem und Wundstarrkrampf	gespannter, gesättigter Wasserdampf von 121 °C (< 20 min) = Sterilisation

Tab. 1.4 Thermische Desinfektionsverfahren.

Verfahren	Einwirkzeit	Anwendung (Bsp.)
kochendes Wasser, evtl. mit Sodazusatz	mind. 3 min	Wäsche, Bettwäsche, Säuglingsartikel, Instrumente-Spülmaschinen
strömender Wasserdampf von 100 °C	mind. 15 min	Matratzen u. Ä.
Abflammen, Ausglühen	-	Material in mikrobiologischen Laboren
Verbrennen bei hohen Temperaturen	-	Verbrauchsmaterial, Abfall

1.5.2 Physikalische Desinfektion

Die physikalische Desinfektion bedient sich physikalischer Einwirkungsmöglichkeiten zur Keimreduzierung. In der Naturheilpraxis kommt sie nicht zum Tragen. Die wichtigsten Verfahren werden im Folgenden dennoch kurz vorgestellt. Zu beachten sind die o. g. Wirkungsbereiche!

Trockene Hitze

Die Desinfektion mithilfe trockener Hitze erfolgt i. d. R. durch Feuer. (Bei der Sterilisation kann trockene Hitze durch Druck und sehr hohe Temperaturen in speziellen Apparaturen effektiver und ohne offene Flamme genutzt werden). **Hitzebeständige Materialien** können z. B. mithilfe eines geeigneten Bunsenbrenners kurz abgeflammt bzw. ausgeglüht und dadurch desinfiziert werden. Dieses Verfahren wird jedoch hauptsächlich im Labor angewandt. Ein herkömmliches Feuerzeug kann diesen Effekt kaum erzielen. Auch das Verbrennen von infektiösem Material zählt zu diesem Verfahren. Aufgrund der potenziellen Umweltbelastung werden die Maßnahmen i. d. R. in speziellen, autorisierten Anlagen durchgeführt.

Feuchte Hitze

Brennbare Materialien können durch strömenden Dampf desinfiziert werden. Das gilt z. B. für Matratzen, Kissen, Decken oder Unterlagen, die nicht gekocht werden können. Die Maßnahme erfolgt im sog. Dampfstromverfahren mit gesättigtem Wasserdampf von 100 °C und einer Einwirkzeit von 15 Minuten. Alternativ gilt das sog. A0-Wert-Verfahren (Temperatur-Zeit-Äquivalent: Je geringer die Temperatur, desto länger muss die Einwirkzeit sein). Hitzebeständigere Materialien können durch Auskochen desinfiziert werden (▸ **Tab. 1.4**). Durch Zusatz von 0,5 % Soda kann die Wirkung des kochenden Bades verstärkt werden.

UV-Strahlen

Zur **Desinfektion von Raumluft** können UV-Strahlen eingesetzt werden. Das ist interessant (z. B. für OP-Schleusen), aber umstritten, da die Strahlen auch den menschlichen Organismus schädigen können. Die Verhältnismäßigkeit ist hier insbesondere deshalb zu hinterfragen, weil nach aktuellem Wissensstand die Keimübertragung über die Luft bei den allermeisten Erkrankungen keine oder kaum eine Rolle spielt.

1.5.3 Chemische Desinfektion

Die chemische Desinfektion spielt im Praxis- und auch im Pflegebereich die größte Rolle. Die Desinfektion erfolgt hier durch den Einsatz von chemischen Substanzen, die mikrobizid wirken. Das bedeutet, dass ihr Einsatz auf die Denaturierung von Eiweißstrukturen der Mikroorganismen zielt (und damit Form, Wirkung oder/und Kontaktflächen zerstört)

- die Schädigung der **Lipidmembranen** von Erregern (und damit der Möglichkeit, an menschliche Zellen anzudocken)
- eine Schädigung der **Nukleinsäuren** von Mikroorganismen (und damit ihrer Wirkung/Arbeitsweise)

Neben der eigentlichen desinfizierenden Substanz entscheiden auch Hilfsstoffe über die Wirksamkeit eines Mittels. So können z. B. im Blick auf Mikroorganismen Tenside die Angriffsfläche vergrößern bzw. den Zugriff erleichtern.

Methoden der chemischen Desinfektion

Einlegen/Tauchbad: Hier werden die zu desinfizierenden Gegenstände vollständig bedeckt in ein Gefäß mit einer Desinfektionslösung getaucht (▶ **Abb. 1.2**). Das Verfahren wird z. B. genutzt für Mehrfach-Ohrtrichter eines Otoskops. Schläuche u. Ä. müssen komplett mit der Lösung gefüllt sein. Die Lösung wird nach Herstellerangaben mit kaltem Wasser hergestellt, die Gefäße müssen abgedeckt werden. Die angemessen häufige Erneuerung der Lösung (evtl. täglich) muss sorgfältig bedacht werden. Die zu desinfizierenden Geräte oder Materialien müssen vor dem Tauchbad gründlich von Grobverschmutzung bereit werden (z. B. muss Zerumen aus Ohrtrichtern sorgfältig entfernt werden). Sonst kommt es zu einem sog. „Eiweißfehler“ (S. 21)!

! Cave

Fehler bei der chemischen Desinfektion

Eiweißfehler: Die Wirkung eiweißempfindlicher chemischer Desinfektionsmittel wird durch Kontakt mit Stuhl, Blut oder Urin eingeschränkt/aufgehoben
Seifenfehler: Die Wirkung seifenempfindlicher chemischer Desinfektionsmittel wird durch Tenside eingeschränkt.

Sprühdesinfektion: Die Sprühdesinfektion (aus Zerstäuberflaschen) eignet sich allenfalls für kleine Flächen und ist **in vielen Fällen nicht geeignet**. Da beim Sprühen Luftinseln zwischen oder in den Tröpfchen des Sprühnebels verbleiben, eignet sich die Methode nicht für größere Flächen. Der Einsatz einer Sprühpistole reduziert die stabile Aerosolbildung. Beim Einsatz von Alkoholen in hohen Mengen besteht theoretisch Explosionsgefahr!

Die Desinfektion mit Zerstäubern oder Sprays eignet sich naturgemäß besonders für **schwer zugängliche Stellen**, wie kleine Zwischenräume von Flächen und Geräten, z. B. Adhäsionsflächen bei Blutdruckmanschetten. Desinfektionsschäume sind wenig viskösen Sprays vorzuziehen, weil sie die Belastung der Raum- und Atemluft mit Aerosolen gering halten (▶ **Abb. 1.3**).

Wischdesinfektion: Beim Wischen von Flächen mit einer Desinfektionslösung – sorgfältig hergestellt nach den Herstellerangaben – erfolgt gleichzeitig eine **physikalische** Reinigung durch das **mechanische** Aufbringen der Lösung. Evtl. „klebende“ Verschmutzungen werden im besten Fall gelöst und entfernt. Dazu muss die zu desinfizierende Fläche vollständig und ausreichend benetzt und das Mittel sorgfältig aufgebracht werden. Die Einwirkzeit muss strikt beachtet werden (evtl. Mittel antrocknen lassen und dann sorgsam entfernen). Wischlappen u. Ä. müssen regelmäßig angemessen gereinigt und gewechselt werden.

In ▶ **Tab. 1.5** finden Sie einen Überblick über die verschiedenen chemischen Desinfektionsmittel und ihre Einsatzbereiche.

Desinfektionsabläufe

Desinfektionsmaßnahmen in einer Praxis oder einer Klinik werden nach einem klaren Hygieneplan vorgenommen. Der Plan muss angemessen regelmäßig auf Aktualität überprüft werden und allen Mitarbeitern (inkl. Organisations- und Reinigungspersonal) zugänglich sein (z. B. durch Aushang und Mitarbeiterbelehrung). Durchgeführt werden:

Abb. 1.2 Medizinische Geräte im Tauchbad.

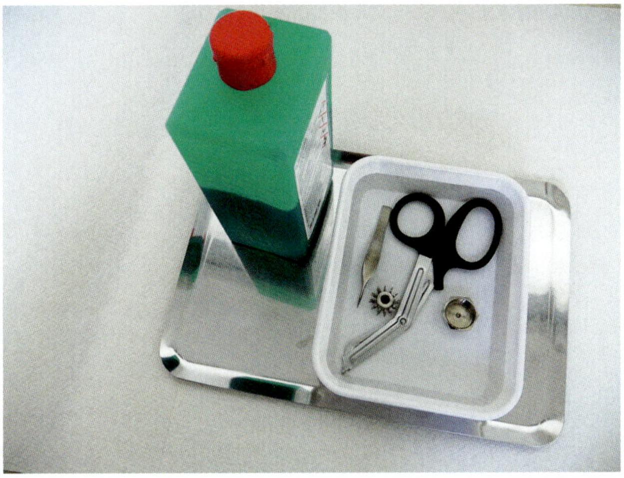

Anmerkung: Scheren sollten im Tauchbad geöffnet sein. *Foto: J. Sengebusch*

Abb. 1.3 Flächendesinfektion (Sprüh-/Wischverfahren) mit einem Sprühschaum.

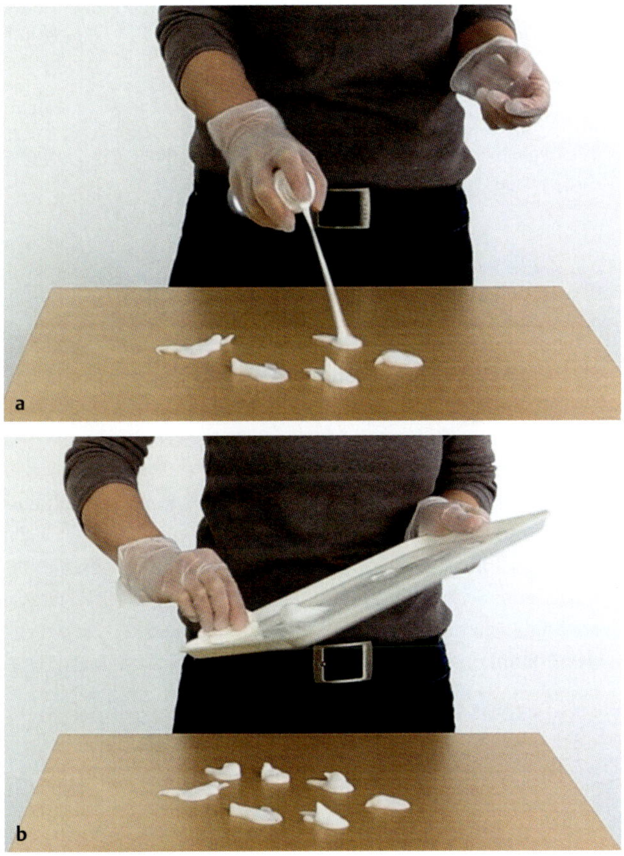

a Sprühschaum auftragen.
b Wischverfahren.
Foto: K. Oborny, Thieme Group

Tab. 1.5 Chemische Desinfektionsmittel.

Mittelgruppe	Substanzen (Bsp.)	Anwendung (Bsp.)	Wirkungsbereich, Anmerkungen
Alkohole	Isopropylalkohol, Ethanol, Propanol, Benzyl	Haut und Hände, Flächen	• AB • schnelle Wirkung • eingeschränkte Wirksamkeit • Explosionsgefahr bei Einsatz großer Mengen
Aldehyde	Formaldehyd	Flächen, Instrumente, Räume	• AB • langsame Wirkung • gute Materialverträglichkeit • Eiweißempfindlichkeit
Halogene	Chlor	Wasser	• A/AB • Material- und teilweise Hautunverträglichkeit • hochdosiert teilweise toxisch, gesundheits- und ökologisch bedenklich • teilweise Eiweißempfindlichkeit
	Jod	Schleimhaut, Wunden	
	Brom	Badewasser	
Phenolderivate	Phenylphenol Chlorkresol	Flächen, Wäsche, Instrumente, Körpersekrete	• A • geringe Eiweißempfindlichkeit • teilweise Materialunverträglichkeit • teilweise toxisch
Oxidationsmittel	Ozon	Wasser	• gute bakterizide Wirkung • chemische Instabilität • teilweise schneller Wirkungsverlust
	Wasserstoffperoxid und Kaliumpermanganat	Wunden, Mund-Rachen-Spülungen	
	Peressigsäure	Flächen	
Flächenaktive Substanzen	Ammoniumverbindungen	Flächen	• A • teilweise eingeschränkte Wirkung (gramnegative Keime) • Haut- und Materialverträglichkeit, geringe toxische Wirkung

- **Flächendesinfektion:** Desinfektion von Ablageflächen, Gebrauchsgegenständen u. Ä., besonders nach möglicher Kontaminierung (z. B. durch infektiöse Körpersekrete)
- **hygienische Händedesinfektion**
- **Schlussdesinfektion:** Gründliche Desinfektion der Behandlungs- und Arbeitsräume nach Entlassung eines Patienten, nach Arbeit im Praxislabor und am Ende eines Arbeitstages. Die Intensität der Schlussdesinfektion und die Wahl der Mittel ist v. a. abhängig von der zu vermutenden Kontamination (z. B. der Art der Erkrankungen der Patienten bzw. der Maßnahmen). Umfangreiche Maßnahmen müssen dokumentiert werden.

Einteilung der Desinfektionsmittel nach Verwendungszweck

Grundsätzlich kann man unterscheiden zwischen Desinfektionsmitteln, die für die Anwendung am Menschen geeignet sind, und solchen, die es nicht sind:

- **Desinfektionsmittel für Haut, Schleimhaut, Hände und Wunden** dürfen nur eine geringe Toxizität aufweisen, müssen aber antimikrobiell wirksam sein.
- **Desinfektionsmittel für Flächen- u. Instrumentendesinfektion** enthalten Substanzen, die für Menschen toxisch sein können (z. B. Aldehyde, Sauerstoffabspalter, Peressigsäuren).

Zulassung von Mitteln nach VAH

Der VAH ist der **Verbund für angewandte Hygiene e. V.** Desinfektionsmittel, die am Menschen zum Einsatz kommen, müssen vom VAH als Arzneimittel zugelassen sein. Flächendesinfektionsmittel fallen i. d. R. unter die Biozidrichtlinie, Mittel zur Instrumentendesinfektion gelten i. d. R. als Medizinprodukte und fallen unter das entsprechende Gesetz. Die VAH legt die Kriterien für die Prüfung und Anerkennung von Desinfektionsmitteln für die prophylaktische Desinfektion im humanmedizinischen Bereich und dem Bereich des öffentlichen Gesundheitsschutzes fest.

Im Falle einer Epidemie legt das **Robert Koch-Institut** in einer gesonderten Liste die Mittel fest, die hier zur Anwendung kommen. Für lebensmittelverarbeitende Betriebe gelten gesonderte Regeln, die durch die **Deutsche Veterinärmedizinische Gesellschaft (DVG)** festgelegt werden.

Herstellung einer Desinfektionslösung

Desinfektionsmittel müssen unbedingt in der vorgeschriebenen **Konzentration** verwendet werden. Da nicht immer gebrauchsfertige Lösungen bereitstehen, muss das notwendige Mittel ggf. vom Nutzer selbst hergestellt und das Mischungsverhältnis selbst berechnet werden. Hilfreich sind hierzu Dosierungstabellen, auf die das Personal am Ort der Lagerung und Herstellung einfach zugreifen kann. Die Formel zur Berechnung des Mischungsverhältnisses bei Anwendung von Konzentraten lautet:

Gewünschte Menge der Lösung (in ml), multipliziert mit der gewünschten Konzentration der gebrauchsfertigen Lösung (in %), dividiert durch 100 (in ml)

Beispiel: Man möchte 5 Liter gebrauchsfertige Lösung mit einer Konzentration von 0,5 % herstellen, berechnet man zunächst die benötigte Desinfektionsmittel-Konzentratmenge.

$$\frac{5000 \times 0,5}{100} = 25$$

Das bedeutet: Es werden 25 Milliliter Desinfektionsmittel-Konzentrat benötigt.

Zieht man diese Menge an Flüssigkeit von der Gesamtflüssigkeit ab, kommt man auf:

$$5000 - 25 = 4975$$

25 ml Desinfektionsmittelkonzentrat müssen also mit 4975 ml Wasser gemischt werden, um 5 Liter 0,5 %ige Lösung zu erhalten.

HP-Praxis

Herstellen einer Desinfektionslösung für ein Desinfektionsbad

Bei der Herstellung einer Desinfektionslösung sind folgende Schritte zu beachten:

- Es muss Schutzkleidung getragen werden (lange Handschuhe, Schutzbrille, ggf. Schürze)
- Als Mischgefäß eine Wanne benutzen, deren Material resistent gegen die Lösung ist und die mit einem fest abschließenden Deckel versehen ist.
- Lösung stets frisch ansetzen und bei Verunreinigungen verwerfen und ersetzen.
- Nur kaltes Wasser zum Verdünnen benutzen.
- Dosierhilfe verwenden/Dosiertabelle beachten.
- Zuerst Wasser in das Mischgefäß füllen und erst anschließend (!) das Desinfektionsmittel zugeben.

Bei der Desinfektion zu beachten

- Bei Desinfektionsbädern muss das Desinfektionsgut komplett mit der Lösung bedeckt sein.
- Die Einwirkzeit nach Herstellerangaben muss strikt eingehalten werden.
- Die Lösung muss bestimmungsgemäß eingesetzt werden (z. B. nur für Flächen oder nur für Tauchbäder).
- Der Zeitpunkt des Ansetzens der Lösung muss dokumentiert und die Standzeiten gemäß Herstellerangaben müssen beachtet werden.

! Cave

Umfüllen von Desinfektionsmitteln

Händedesinfektionsmittel dürfen laut Arzneimittelgesetz nur unter aseptischen Bedingungen in einer Apotheke nachgefüllt werden. Das Umfüllen gilt als Arzneiherstellungsprozessschritt. Deshalb sollten Einmalflaschen verwendet werden.

1.5.4 Flächendesinfektion

Definition

Flächendesinfektion

Unter Flächendesinfektion versteht man in der Medizin die systematische Keimreduzierung auf Oberflächen, insbesondere in medizinischen Einrichtungen.

Eine große Zahl von Krankheitserregern kann auch unter widrigen Verhältnissen lange Zeit auf Oberflächen überleben und stellt somit einen potenziellen Infektionsherd dar. Die Flächendesinfektion erfolgt mit dafür ausgewiesenen und **zugelassenen** Flächendesinfektionsmitteln. Diese sind in der „Roten Liste" unter Desinfizientia aufgeführt.

Sie werden in der Regel durch **Wischen** aufgebracht. In den meisten Fällen basieren diese Schäume oder Flüssigkeiten auf Alkohol. Das Wirkungsspektrum ist auf jedem Mittel angegeben. Die **Dosierung und Anwendungshinweise** sind exakt zu befolgen. Stets muss die jeweilige Einwirkzeit des Desinfektionsmittels beachtet werden, damit es eine ausreichende keimreduzierende Wirkung entfaltet.

Sprays werden **nicht** mehr eingesetzt und sind für bestimmte Anwendungen nicht erlaubt, weil sie zu viele Stoffe in die Luft freisetzen und damit das potenzielle Risiko für allergische Reaktionen durch Aspiration erhöhen.

Besonders **bedenkliche Flächen** sind:

- häufig und von vielen Menschen berührte Flächen (z. B. Türgriffe)
- patientennahe Flächen (Patientenbett, Nachttisch, Behandlungsliegen und Fußboden darunter)
- Flächen im Sanitärbereich (Toiletten, Waschbecken, Badewannen, Duschen)
- Arbeitsflächen für die Vorbereitung von Medikamenten oder Spritzen
- Flächen, die mit Sekreten von Patienten in Kontakt gekommen sind

Merke

Anlassbezogene Flächendesinfektion

Neben regelmäßigen Hygienemaßnahmen ist eine **anlassbezogene Flächendesinfektion** z. B. dann angezeigt, wenn Patienten mit einer Infektion an Hepatitis A oder Salmonellose die Toilette benutzen oder mit einer offenen Tuberkulose an Ihrem Schreibtisch gehustet haben.

Desinfektion von Fußböden: Fußböden werden nach der sogenannten **„Zwei-Eimermethode"** desinfiziert: es werden 2 gleiche Eimer jeweils mit Desinfektionslösung verwendet. Ein Wischmopp wird im sauberen Eimer mit Desinfektionsmittel getränkt und es wird damit gewischt. Danach wird der Wischmopp im 2. Eimer ausgewaschen und erneut im 1. Eimer getränkt und es wird weiter gewischt. Nach ca. 20 m² (1–2 Zimmer) den Wischmopp entsorgen und mit einem neuen Wischmopp fortfahren.

1.5.5 Hautdesinfektion

Definition

Hautdesinfektion

Die Hautdesinfektion (Hautantiseptik) bezeichnet die effektive Reduzierung von Keimen insbesondere auf der Haut des Patienten. Sie soll verhindern, dass Keime, die auf der Haut lokalisiert sind, zu Infektionen führen – etwa über kleinste Hautverletzungen.

Bei invasiven Eingriffen (z. B. Punktionen von Venen oder kleinen Hautschnitten) werden körpereigene Schutzbarrieren zwangsläufig zerstört und das Risiko, dass Mikroorganismen darüber ins Körperinnere eindringen, wird erhöht. Eine Hautdesinfektion am Patienten ist daher immer dann durchzuführen, wenn körperinvasive Verfahren angewendet werden, z. B. Blutabnahme, Spritzen, Akupunktur, etc. Dabei müssen Einmal-Handschuhe getragen werden. Es werden meist 70-prozentige Alkohollösungen genutzt. Vor der Hautdesinfektion bei einem Patienten muss der desinfizierende Therapeut zunächst bei sich selbst eine hygienische Händedesinfektion (S. 25) durchführen.

Zum Einsatz kommen das **Sprüh- sowie das Einreibeverfahren**: Entweder wird ein geeignetes Desinfektionsmittel über einen Sprühkopf so auf die Haut aufgetragen, dass eine vollständige Benetzung und Wirkung garantiert ist; beim Therapeuten sind die betreffenden Hautareale beide Hände und die Übergänge zu den Unterarmen, beim Patienten der Bereich, an dem eine Untersuchung oder ein Eingriff (z. B. Venenpunktion) vorgenommen werden soll. Oder das Mittel wird mit einem sterilisierten Tupfer auf diese Hautareale aufgebracht und dann eingerieben.

Die **Einwirkzeit** des Desinfektionsmittels richtet sich nach der Art des vorgesehen Eingriffs sowie nach der Art des zu desinfizierenden Hautareals. Ist das Areal talgdrüsenreich, so muss eine deutlich längere Einwirkzeit eingehalten werden als bei talgdrüsenarmen Gebieten, da erheblich mehr Mikroorganismen in talgdrüsenreicher Haut (z. B. Gesicht, Genitalien) angesiedelt sind. Bei Punktionen, Blutentnahmen etc. sind i. d. R. 30 Sekunden Einwirkzeit vorgeschrieben. Die angewendeten Desinfektionsmittel müssen auf der **Desinfektionsmittelliste** des Verbundes für angewandte Hygiene (VAH) gelistet sein.

1.5.6 Händehygiene

Zur Händehygiene gehören das Händewaschen, die hygienische Händedesinfektion, die Hautpflege und der Hautschutz sowie das Schneiden und die Pflege der Fingernägel.

Merke

Händehygiene

Zur Händehygiene gehört auch, die Fingernägel kurz und rund zu schneiden. Lange Nägel, künstliche Nägel oder Nagellack sind nicht erlaubt. Auch Schmuck (Ringe, Ketten am Handgelenk) soll entfernt werden.

Händewaschung

Beim Händewaschen werden Mikroorganismen nicht abgetötet, sondern lediglich abgewaschen und in ihrer **Anzahl vermindert**. Ihre Hände sollten Sie **nicht häufiger als notwendig** waschen, denn häufiges Händewaschen führt zu trockenen, juckenden, rissigen und geröteten Händen. Dadurch können Mikroorganismen und andere chemische Stoffe leichter in die Haut eindringen. Ungenügende Hautpflege und langes Tragen von Handschuhen sind ebenfalls eine Ursache für Hautschäden. Zur Händehygiene zählen deswegen auch die Handpflege und der Hautschutz.

Das Waschen der Hände ist sicher eine der häufigsten und gleichzeitig einfachsten Maßnahmen der Haut- und Händehygiene. Der **Waschplatz** (▶ **Abb. 1.4**) muss ausgestattet sein mit einem Wandspender, der mit den Armen bedient werden kann, um das Kontaminationsrisiko durch die Hände zu minimieren, sowie mit einem Tretmülleimer, der Einmalhandtücher aufnehmen kann, ohne dass er mit den Händen berührt werden muss. Zum Waschen sollte eine hautverträgliche, **rückfettende Flüssigseife** und zum Abtrocknen ein **Einmalpapierhandtuch** verwendet werden. Einfaches Händewaschen muss in der Praxis stattfinden

- vor Arbeits- und Pausenbeginn,
- nach Arbeits- und Pausenende,
- nach Toilettenbenutzung,
- vor Wundbehandlungen,
- nach Ablegen von Handschuhen und
- nach Verschmutzung.

Zu den Pausen zählen auch Raucherpausen.

HP-Praxis

Vorgehen beim Händewaschen.

1. Hände unter laufendem Wasser befeuchten
2. geeignetes Seifenkonzentrat/Waschlotion verwenden
3. Hände gründlich waschen und anschließend gründlich abspülen; dabei alle Areale der Hand berücksichtigen (insbesondere die Fingerzwischenräume, die Fingerkuppen, Daumen und Nagelränder)
4. mit einem Einmaltuch abtrocknen
5. Einmalhandtuch ordnungsgemäß entsorgen (Treteimer)

Abb. 1.4 Waschplatz in der Praxis.

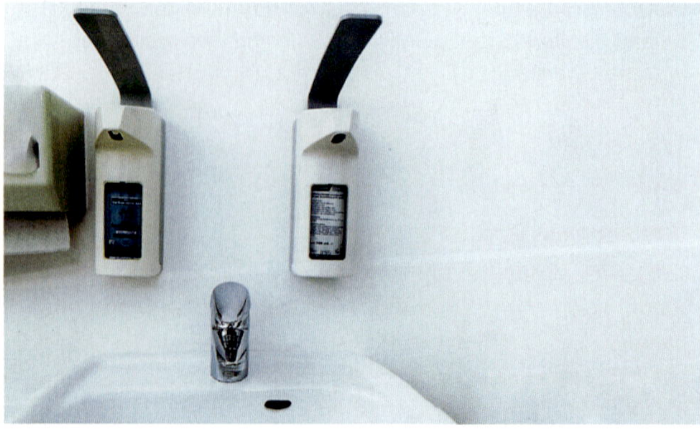

Seifen- und Desinfektionsmittelspender sollten mit dem Ellenbogen bedienbar sein. *Foto: J. Sengebusch*

HP-Praxis

Händewaschung/Händedesinfektion

Das Händewaschen stellt keine Alternative zur Händedesinfektion dar. Die hygienische Händedesinfektion ist der Händewaschung vorzuziehen.

Hygienische Händedesinfektion

Die Händedesinfektion ist aus hygienischer Sicht der Händewaschung vorzuziehen. Die hygienische Händedesinfektion dient der schnellen Entfernung bzw. Reduktion transienter Keime (vorübergehende Besiedelung durch fremde Flora, u. U. pathogene Erreger). Dabei muss beachtet werden, dass Händedesinfektionsmittel gegen Bakteriensporen und z. T. auch gegen Viren nur begrenzt wirken. Eine richtig durchgeführte Händedesinfektion (Mittel auf Alkoholbasis) ist u. a. zur Abtötung folgender Erreger geeignet:

- Mycobacterium tuberculosis
- Staphylococcus aureus
- EHEC (enterohämorrhagische Escherichia coli)
- Dermatophytensporen

Merke

Clostridium difficile

Mit einer nicht ausreichenden Wirksamkeit muss am ehesten bei Clostridium difficile gerechnet werden.

Hygienische Händedesinfektion muss in der Praxis stattfinden

- vor Arbeits- und Pausenbeginn,
- nach Arbeitsende,
- vor und nach Patientenkontakt,
- vor und nach allen invasiven Maßnahmen (z. B. Injektion, Infusion, Akupunktur),
- nach Kontakt mit kontaminierten Gegenständen,
- vor und nach Toilettenbenutzung,
- vor und nach Wundbehandlungen und
- nach Ablegen von Handschuhen.

Benutzt wird ein alkoholisches Händedesinfektionsmittel (VAH gelistet). Die Anlässe für eine hygienische Händedesinfektion findet man in ▶ **Abb. 1.5**.

HP-Praxis

Vorgehensweise

Die Hände müssen vor der hygienischen Händedesinfektion trocken sein. Es dürfen sich keine Seifenrückstände auf der Haut befinden, das Desinfektionsmittel verliert dadurch möglicherweise seine volle Wirkung (sog. „Seifenfehler“).

Durchführung (▶ Abb. 1.6).

- in die trockene Hohlhand mind. 3 ml Desinfektionsmittel geben (den Spender mit dem Ellenbogen bedienen)
- das Mittel 30 Sekunden in die trockene Haut einreiben
- Dabei alle Areale der Hand einbeziehen. Man beachtet dabei **6 Bereiche**, die jeweils mindestens 5 Sekunden lang behandelt werden müssen:
  1. Handinnenflächen
  2. Bereiche zwischen den Fingern
  3. Handrücken
  4. Fingerbeeren und Fingernägel
  5. Daumen
  6. Hohlhand
- Hände für die Dauer der Einwirkzeit (30 Sekunden) feucht halten!

Je nach Hersteller ist bei manchen Desinfektionsmitteln auch eine Einwirkzeit von 60 Sekunden nötig. Kritische Bereiche bei der Händedesinfektion, auf die man besonders achten sollte, zeigt ▶ **Abb. 1.7**.

Abb. 1.5 Anlässe für eine hygienische Händedesinfektion.

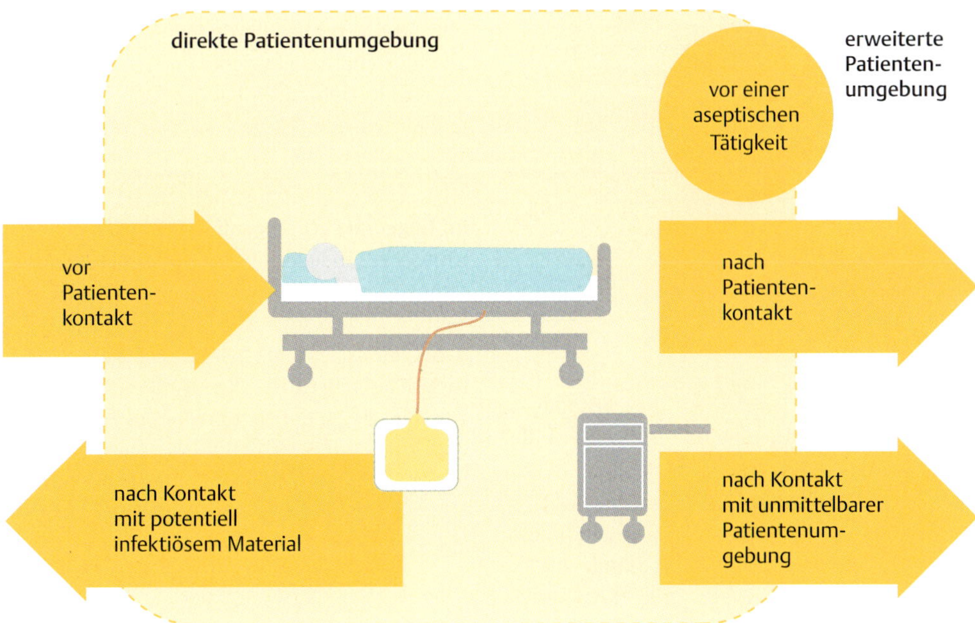

Abb. 1.6 Vorgehen bei der hygienischen Händedesinfektion.

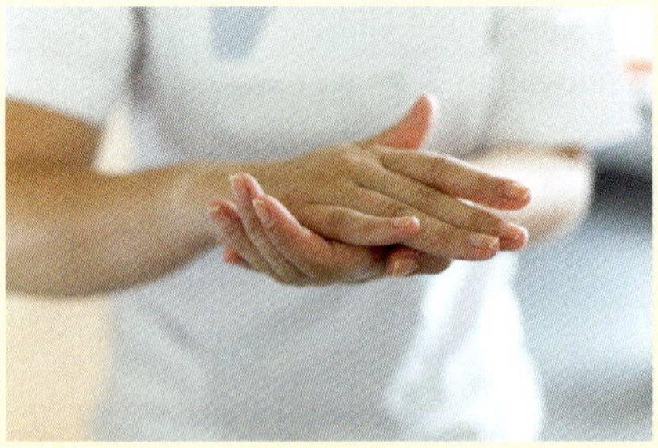

1 Handfläche auf Handfläche.

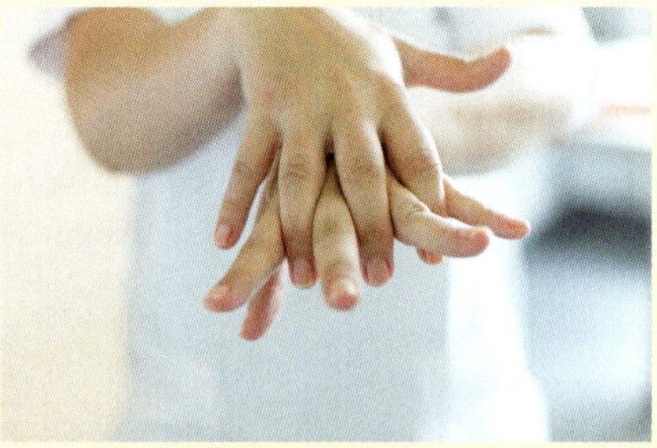

2 Rechte Handfläche über linkem Handrücken, linke Handfläche über rechtem Handrücken.

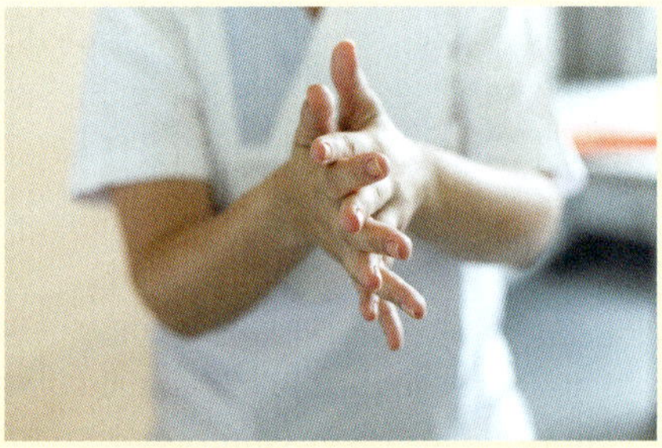

3 Handfläche auf Handfläche mit verschränkten, gespreizten Fingern.

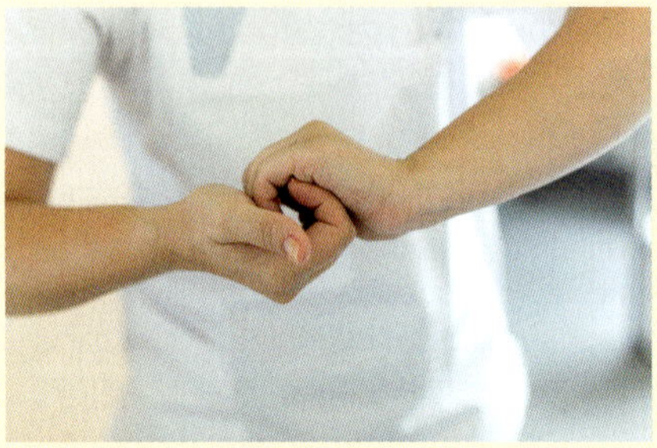

4 Außenseite der Finger auf gegenüberliegenden Handflächen mit verschränkten Fingern.

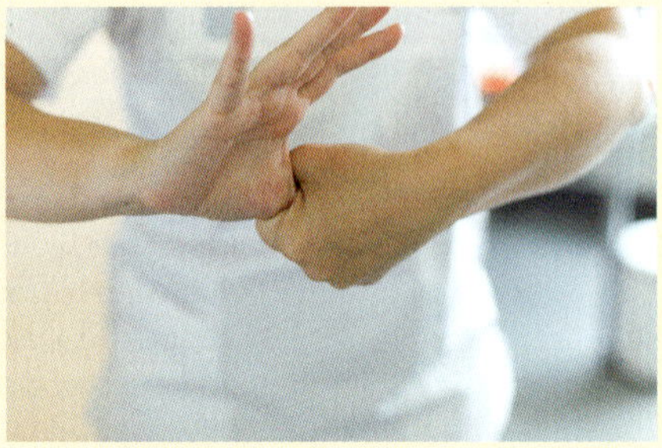

5 Kreisendes Reiben des rechten Daumens in der geschlossenen linken Handfläche und umgekehrt.

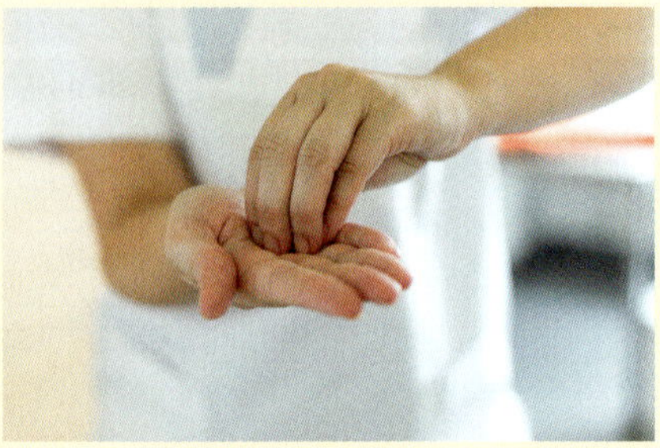

6 Kreisendes Reiben mit geschlossenen Fingerkuppen der linken Hand in der rechten Handfläche und umgekehrt.

Abb. aus: Sedlmayr M. Hygiene. In: I care Pflege. 2. Auflage. Thieme; 2020 (Foto: A. Fischer, Thieme Group)

Abb. 1.7 Kritische Bereiche bei der Händedesinfektion.

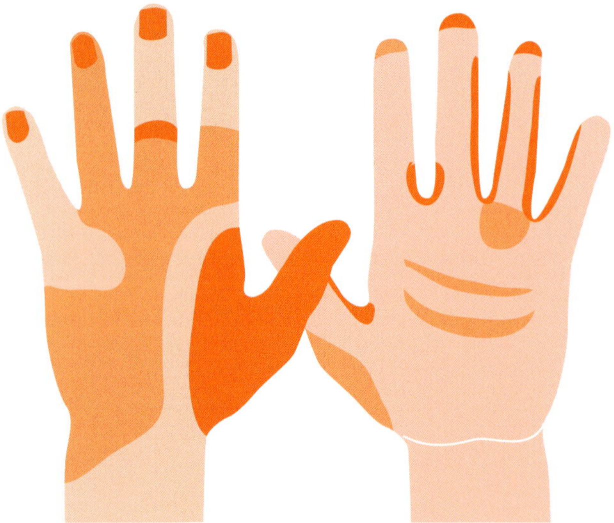

Haut- und Händedesinfektion (bei Kontamination): Besondere Anforderungen an die Haut- und Händedesinfektion sind angezeigt, wenn Hautareale sicher kontaminiert sind (z. B. durch Wundflüssigkeit, Blut, Schweiß, Erbrochenes von erkrankten Patienten). Sind die Hände bei einer Behandlung schmutzig geworden, erfolgt die Waschung der Hände nach der Händedesinfektion. Hygienische Haut- und Händedesinfektion muss in der Praxis stattfinden,

- wenn Hände oder andere Hautstellen (z. B. der Unterarm) sichtbar oder merklich kontaminiert sind mit (vermutlich) keimhaltigem Material (z. B. Blut, Eiter, Sputum, Stuhl, Exsudat).
- vor und nach Patientenkontakten (vgl. oben).

Benutzt wird ein alkoholisches Händedesinfektionsmittel (VAH-gelistet). Die beschmutzten Stellen werden mit einem Einmalhandtuch gereinigt, das zuvor mit einem geeigneten Desinfektionsmittel getränkt wurde. Bei Verschmutzung der Hände wird anschließend eine hygienische Händedesinfektion durchgeführt, die Hände werden erneut gereinigt und danach wird eine weitere hygienische Händedesinfektion durchgeführt.

Chirurgische Händedesinfektion

Im Gegensatz zur hygienischen Händedesinfektion zielt die chirurgische Händedesinfektion (▸ **Abb. 1.8**) nicht allein auf die Entfernung transienter Keime, sondern darüber hinaus auf die Reduzierung auch residenter Keime (hauteigene Schutzflora). Sie ist daher intensiver und effektiver. Sie kommt in erster Linie vor chirurgischen Eingriffen oder invasiven diagnostischen Maßnahmen zum Einsatz. In der Naturheilpraxis findet sie deshalb selten Anwendung. Als Mittel werden alkoholische Lösungen oder spezielle Waschlotions aus einem Spender mit Spenderbügeln genutzt. Bei der chirurgischen Desinfektion sollen auch tiefsitzende Mikroorganismen erfasst werden.

Abb. 1.8 Chirurgische Händedesinfektion.

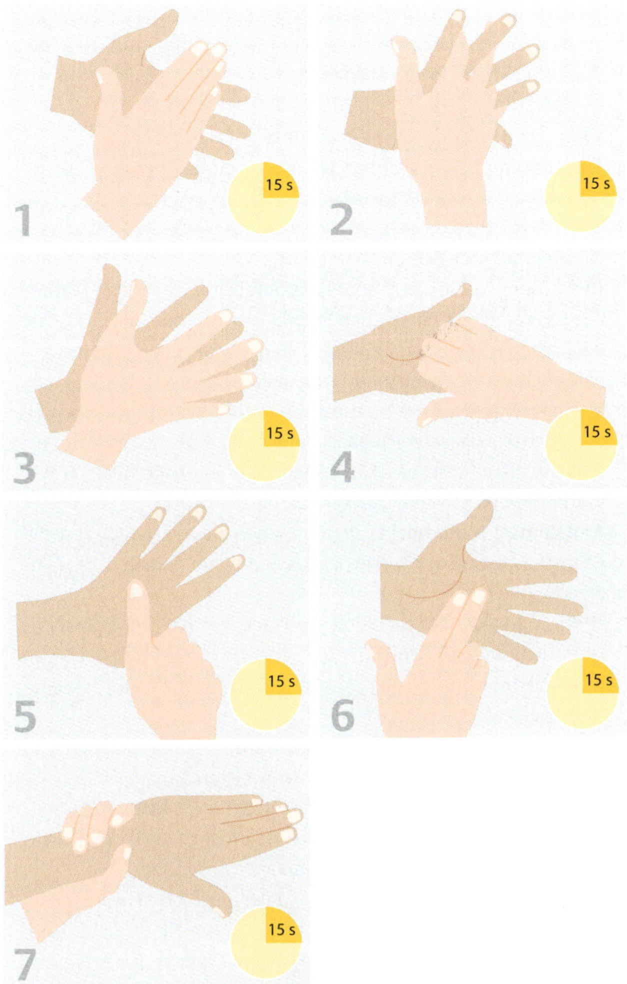

Den Hebel des Desinfektionsspenders nur mit dem Ellenbogen betätigen, so wird eine erneute Kontamination der bereits desinfizierten Hände vermieden. Die Desinfektion erfolgt in mehreren Schritten. Während und nach der Desinfektion sollten die Hände stets oberhalb der Ellenbogen und leicht vom Körper weggehalten werden. Erst wenn die Hände lufttrocken sind, werden sterile Handschuhe angezogen.

HP-Praxis

Vorgehensweise chirurgische Händedesinfektion

- Zunächst werden die Hände 1 Minute mit **Wasser und Seife** gereinigt. Dabei wird bereits eine Keimreduzierung um ca. 60 % erreicht.
- Dann wird das **Händedesinfektionsmittel** mittels eines Spenders mit Spenderbügel in die trockene Hand gegeben. Nun wird mindestens 1,5 Minuten lang die Haut über die volle Länge von den Fingerspitzen bis zum Ellenbogen damit eingerieben. Man benötigt dazu wesentlich größere Mengen an Desinfektionsmitteln als bei der hygienischen Händedesinfektion.
- Nach diesem großflächigen Einreiben werden die Hände und die Arme bis zum Ellenbogen gezielt und sorgfältig **desinfiziert** (vgl. oben: hygienische Händedesinfektion). Die genaue Einwirkzeit richtet sich dabei nach den jeweiligen Herstellerangaben und beträgt in der Regel etwa 3–5 Minuten.
- Während und nach dem Einreiben werden die Hände **über Ellenbogenniveau** gehalten.
- Erst wenn die Hände **lufttrocken** sind, werden sterile **Handschuhe** angezogen.

Während der Desinfektion muss peinlich genau darauf geachtet werden, keine nicht desinfizierten Hautbereiche oberhalb des Ellenbogengelenks zu berühren.
Das früher propagierte Bürsten der Haut ist nicht mehr angezeigt aufgrund der dabei häufig entstehenden Mikroverletzungen der Haut. In der chirurgischen Praxis werden vor Arbeitsbeginn lediglich die Fingernägel und die Nagelfalz mit einer weichen, keimfreien Nagelbürste desinfiziert.

! Cave

Schutzhandschuhe

Sterile Schutzhandschuhe ergänzen die chirurgische Händedesinfektion, ersetzen sie aber nicht!

Haut- und Händepflege

Die Haut- und Händepflege ist keine „Privatangelegenheit" des Therapeuten, sondern ein wichtiger Baustein der Haut- und Händehygiene: Gut gepflegte Hände sind weniger anfällig für Kontaminationen. Die Pflege sollte in der Praxis stattfinden

- vor Arbeitsbeginn
- am Arbeitsende
- mehrmals täglich zwischendurch – je nach Arbeitsablauf und Belastung der Hände

Benutzt wird eine geeignete Pflegeemulsion.

HP-Praxis

Vorgehensweise

Die Hände müssen vor der Pflege gewaschen, entsprechend den Vorgaben zur hygienischen Händedesinfektion desinfiziert und trocken sein.

- Hautpflegemittel aus dem Wandspender entnehmen und in die Haut einmassieren.
- Direktspender sind absolut empfehlenswert. Behältnisse ohne Dosierungsvorrichtung dürfen nicht verwendet werden, wenn unterschiedliche Personen daraus Hautpflegemittel entnehmen.

! Cave

Einmalhandschuhe

Zu vermeiden ist die Hautpflege direkt vor dem Anziehen von Einmalhandschuhen, da dies die Schutzfunktionen der Handschuhe gefährden kann.

Transferbeispiel

Hygiene in der HP-Überprüfung

Sinngemäßer Auszug aus einem Prüfungsprotokoll.

Amtsärztin: „Die beiden anderen Kollegen haben Ihnen ja Fälle gestellt. Ich mache jetzt mal etwas anderes. Ein paar Fragen zur Hygiene. Ich beschreibe Ihnen kurz ein paar kleine Situationen und Sie sagen mir etwas dazu. Sozusagen ein kleines Frage-Antwort-Spiel … Sind Sie bereit?“

HPA: „Ja.“ *(Denkt: „Was bleibt mir auch anderes übrig?“)*

Amtsärztin: „Sie haben einem Kind in die Ohren geschaut. Was machen Sie im Anschluss mit den Ohrtrichtern?“

HPA: „Wegwerfen. Ich würde nur Einmaltrichter benutzen.“

Amtsärztin: (lacht) „Jetzt bringen Sie mich aber direkt aus dem Konzept. Ich dachte an Mehrwegtrichter. Das ist doch auch viel umweltfreundlicher, meinen Sie nicht?“

HPA: „Ah, o.k. Nun, wenn ich die Trichter zunächst mit einer kleinen Wegwerfbürste vom Ohrschmalz befreie, sie dann in ein desinfizierendes Tauchbad einlege und das dann entsorge, ist das auch nicht sooo ökologisch.“

Amtsärztin: (anscheinend überrascht) „Da haben Sie auch irgendwie recht. Habe ich noch gar nicht dran gedacht. Aber davon abgesehen: Ein Tauchbad geht. Könnten Sie die Trichter auch sterilisieren?“

HPA: „Ja, in der Regel halten die eine Sterilisation im Autoklav aus.“

Amtsärztin: „Das ist das nächste Stichwort! Wenn Sie einen **Autoklav** in der Praxis haben, wie können Sie sich sicher sein, dass der auch wirklich alle Keime tötet?“

HPA: „Oh, da bin ich mir ehrlich gesagt nicht so ganz sicher. Meine Freundin arbeitet bei einem Zahnarzt. Da benutzen die so einen Helixtest. Aber ich kann es Ihnen leider nicht erklären. Man kann Sporensäckchen einsetzen.“

Amtsärztin: (unterbricht) „Können Sie mir dazu etwas sagen?“

HPA: „Das sind Päckchen mit Sporen, die nach einer bestimmten Anzahl von Sterilisationsvorgängen in das Gerät gelegt werden. Nach dem Vorgang wird von einem Labor gecheckt, ob die Sporen getötet sind – also, ob der Steri funktioniert.“

Amtsärztin: (unterbricht wieder) „Ja, aber woher wissen Sie, wann Sie diesen Test wieder durchführen müssen?“

HPA: „Das sollte in der Bedienungsanleitung des Autoklavs stehen. Ansonsten frage ich ein Labor, das so etwas anbietet, um Rat.“

Amtsärztin: „O.k., jetzt nehmen wir an, Sie wollen einem Patienten einen Splitter aus einer entzündeten Wunde am Fuß entfernen. Wie reinigen Sie die **Pinzette** vorab, damit Sie auch wirklich sauber arbeiten?“

HPA: (grinst verhalten) „Ich nehme wieder eine steril eingepackte Einmalpinzette.“

Amtsärztin: (lacht) „Verdammt, Sie machen es mir aber auch nicht leicht. Na klar, Sie haben recht. So macht es jedes Krankenhaus. Und wenn Sie eine Mehrwegpinzette nutzen?“

HPA: „Dann ist die vorab bestenfalls sterilisiert worden, zumindest aber kurz vorab eingehend desinfiziert. Es kommt ja auch darauf an, was genau gemacht werden muss.“

Amtsärztin: „Nun gut, andere Frage: Was machen Sie mit den **Handtüchern**, die Sie z. B. auf der Behandlungsliege hatten, während Sie einen Patienten behandelt haben?“

HPA: „Die wasche ich.“

Amtsärztin: „Wie und wo?“

HPA: „Das kann ich auch in der Waschmaschine zuhause tun. Aber getrennt von der Privatwäsche, bei hohen Temperaturen … also, sie müssen kochfest sein. Regelmäßig muss ich die Waschmaschine dekontaminieren.“

Amtsärztin: „Wie machen Sie das?“

HPA: „Dafür gibt es extra Waschmittel im Handel.“

Amtsärztin: „O.k. – nehmen wir mal einen besonderen Fall, der aber durchaus vorkommen kann: In Ihre Praxis kommt ein Diabetiker und als der sich zur Behandlung entkleidet, findet sich ein **abgefallener Zeh** im Strumpf …“

HPA: „Puuh, das ist jetzt aber unappetitlich … aber kann ja wirklich passieren. Ich habe einen Freund, der ist Podologe … Das ist dann Sondermüll. Den Zeh muss ich gesondert in einer Box verpacken, darf ihn nicht mehr umfüllen, nicht zu lange und nicht zu warm lagern und dann muss der verbrannt werden. Da würde ich aber – da muss ich ganz ehrlich sein – die örtliche zuständige Abfallbehörde um Rat fragen. Das wäre das Gleiche wie mit Blutbeuteln, wenn ich Aderlass machen würde …“

Amtsärztin: (unterbricht) „Jetzt nehmen Sie mir gerade fast die nächste Frage weg. Können Sie das Blut nicht einfach in den Abguss kippen?“

HPA: „Da stellt sich natürlich die Frage, ob das mit irgendwas kontaminiert ist oder nicht!“

Amtsärztin: (unterbricht) „Nehmen wir an, der Patient hat eine chronische Hepatitis B.“

HPA: „Da muss ich sagen: Auch da würde ich die Abfallbehörde und ggf. das Gesundheitsamt um Hilfe bitten.“

Amtsärztin: „Können Sie das nicht einfach desinfizieren?“

HPA: (verunsichert) „Nee, man kann ja nicht … wie soll ich sagen? … bei einer Flüssigkeit ins „Innere“ vordringen …“

Amtsärztin: (unterbricht erneut) „Alles gut! Ich sehe, dass Sie sich nicht scheuen, um Hilfe zu fragen, wenn Sie unsicher sind. Und dass Sie sich mit dem Thema befasst haben. Ich gehe mal davon aus, dass Sie in Ihrer Praxis nicht leichtfertig mit solchen Fragen umgehen werden.“

HPA: (gespielt entrüstet) „Natürlich nicht!“

Amtsärztin: (schmunzelt) „Alles klar, ich habe keine Fragen mehr.“

Eventuelle personenbezogene Daten fiktiv, Fallbeispiel frei erfunden.

Fazit – Das müssen Sie wissen

Desinfektion, Haut- und Händehygiene

- Eine Desinfektion verfolgt das Ziel, die Menge von Infektionserregern (auf einer Fläche, auf der Haut u. a.) so weit zu reduzieren, dass eine Übertragung weitestgehend ausgeschlossen werden kann. Eine 100 %ige **Keimreduzierung** findet bei der Desinfektion nicht statt.
- Zum Einsatz kommen **physikalische und chemische Desinfektionsmaßnahmen** sowie Kombinationen aus beidem.
- Die **Effektivität der Maßnahmen** ist abhängig von den angewandten Verfahren, den Umfeldtemperaturen, der Art und Einwirkzeit der eingesetzten Stoffe, der Durchdringung des Desinfektionsgutes sowie der Dichte und Virulenz der Mikroorganismen.
- Die **Wirkungsbereiche** von Desinfektionsmitteln und -methoden werden nach steigender Effektivität in die Gruppen **A–D** unterteilt.

- Die physikalische Desinfektion erfolgt durch **trockene oder feuchte Hitze oder UV-Strahlen**.
- Bei der chemischen Desinfektion wird die Wirkung erzielt, indem der Wirkstoff durch Einlegen, Tauchbäder, Sprühen oder Wischen auf das Desinfektionsgut aufgebracht wird.
- Im Ablauf unterscheidet man **Flächen-,** Haut-/**Hände- und Schlussdesinfektion.**
- Bei der Händedesinfektion wird je nach Anlass eine **hygienische** oder – wesentlich aufwändigere – **chirurgische Händedesinfektion** durchgeführt.
- Desinfektionsmittel müssen für ihre jeweilige Zwecke **zugelassen** werden. Vor allem kommt hier die Richtlinie des Verbunds für angewandte Hygiene e. V. (VAH) zum Tragen.
- Die einfache **Händewaschung** und die **Haut- und Händepflege** ergänzen die genannten Maßnahmen.

1.6 Sterilisation

Definition

Sterilisation

Die Sterilisation als hygienische Maßnahme wird auch als Sterilisierung und Entkeimung bezeichnet. Durch entsprechende Verfahren werden Materialien und Gegenstände komplett von lebenden Mikroorganismen einschließlich ihrer Dauer-/Ruhestadien (z. B. Sporen) befreit. Sie sind anschließend „steril".

Eine 100 %ige, also vollständige Sterilisation ist in der Praxis **i. d. R. nicht möglich** (z. B. aufgrund von Stoffen in der Luft oder am Körper des Therapeuten). Realistisch wird deshalb in den Hygienevorschriften eine Verminderung der Anzahl vermehrungsfähiger Mikroorganismen um einen bestimmten Faktor gefordert.

Hygienische Maßnahmen zur Sterilisation sind insbesondere dort erforderlich, wo eine besondere Gefährdung für eine Kontamination besteht – etwa bei
- invasiven Eingriffen (Injektionen, Operationen),
- im Umgang mit mutmaßlich aggressiven Keimen oder
- zum Schutz stark immungeschwächter Personen.

Sterilisiergut:
- medizinische Geräte (OP-Geräte, Endoskope, Laborgefäße etc.)
- Lebensmittel, Pharmazeutika, Lösungen
- Verpackungen

Abgetötet werden:
- Mikroorganismen in allen Stadien (auch Sporen)
- Viren
- Prionen
- Plasmide
- DNA-Fragmente von Erregern

Die Sterilisation erfolgt:
- **chemisch** (z. B. durch Gase),
- **physikalisch** (z. B. thermisch oder durch Bestrahlung) oder
- **mechanisch** (durch Filtration).

Merke

Gesetzliche Rahmenbedingungen

Die Aufbereitung von Medizinprodukten ist gesetzlich geregelt durch das Medizinproduktegesetz (MPG), die Medizinproduktebetreiberverordnung (MPBetrV) und die jeweils aktuellen Vorgaben des Robert-Koch-Instituts (RKI). Die Vorgaben beschreiben u. a., welche Hygienemaßnahmen in welchen Fällen situativ und regelmäßig zu berücksichtigen sind und wie die Umsetzung und der Erfolg der Maßnahmen zu kontrollieren ist.

Zusatzinfo

Einweg statt Mehrweg

Konträr zur allgemeinen gesellschaftlichen Diskussion und zu Trends im individuellen Haushalt gilt für Krankenhäuser und Praxen, die chirurgische Eingriffe vornehmen, zunehmend das Prinzip, lieber auf Einweginstrumente zurückzugreifen, als Mehrweggerätschaften zu benutzen und sie anschließend zu sterilisieren. Das gilt für Pinzetten, Scheren, Nadelhalter, Skalpelle, Hautklammern u. a.m.
Über ökologische und ökonomische Aspekte kann man in diesem Zusammenhang sicher trefflich streiten. Unstrittig ist, dass das Infektionsrisiko durch Verfahrensfehler bei der Sterilisation und der Lagerung sterilisierten Materials deutlich gesenkt wird.

1.6.1 Sterilisation durch Erhitzen

Bei der Sterilisation durch Erhitzen werden verschiedene Verfahren eingesetzt. Im Wesentlichen sind dies:
- Dampfsterilisation
- Heißluftsterilisation

Aufgrund bestimmter biologischer Zusammenhänge (Vorhandensein von Endosporen im Sterilisiergut) ist hierbei auch bei längerem Erhitzen meist nur eine 99 %ige Abtötung von Organismen möglich. Angestrebt wird deshalb eine möglichst hohe Wahrscheinlichkeit der Sterilisation. Diese liegt selbstredend z. B. bei medizinischen Lösungen höher als bei verpackten Lebensmitteln. Hier werden deshalb – vereinfacht gesagt – kombinierte Verfahren, höhere Temperaturen und längere Einwirkzeiten eingesetzt.

Dampfsterilisation

Die Dampfsterilisation ist das am häufigsten verwendete Verfahren in Praxen, Labors oder Krankenhäusern (▶ **Abb. 1.9**). Das Verfahren wird auch in der Lebensmittelindustrie (Konserven- und Glasverpackungen) angewendet. Hier erfolgt ein Erhitzen des Sterilisiergutes unter Druck im sog. **Autoklav**. Die Luft im Füllraum des Gerätes wird dabei komplett durch Wasserdampf ersetzt. Das zu sterilisierende Material wird in einer vorgegebenen Zeit mit einem festgelegten Druck behandelt. Dabei gibt es durchaus Abweichungen je nach Bauart des Autoklavs sowie Art des Sterilisierguts. Die Gesamtzeit, die das Gerät benötigt, beträgt 4–6 Stunden. Diese setzt sich zusammen aus Aufheizzeit, Angleichzeit, Abtötungszeit (= Sterilisierzeit), Sicherheitszeit und Abkühlzeit.

Abb. 1.9 Autoklav (Dampfsterilisator).

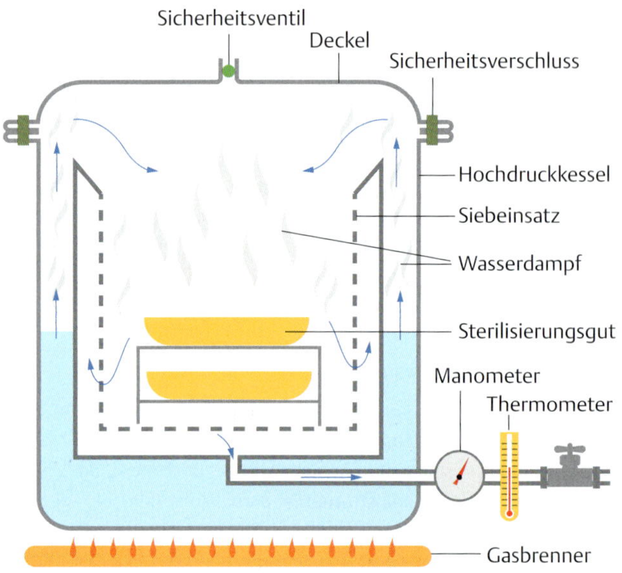

Alle Arbeiten mit dem Autoklav sollten nur von **geschultem Personal** vorgenommen werden und müssen dokumentiert werden. Gegenstände aus Kunststoff und Gummi (z. B. Schläuche oder Tabletts) können mit der Dampfsterilisationsverfahren **nicht** behandelt werden.

Sterilisiergut in der HP-Praxis. Heilpraktiker verwenden normalerweise Einmalmaterial. Aber es gibt z. B. in der Akupunktur Goldnadeln, die relativ teuer sind und nicht weggeworfen werden. Diese müssen nach Gebrauch sterilisiert werden. Auch Schröpfgläser, die für das blutige Schröpfen verwendet werden, müssen sterilisiert werden.

Umgang mit Sterilisiergut:

1. desinfizieren
2. unter fließendem Wasser reinigen
3. in Sterilisierfolie verpacken
4. sterilisieren
5. in Sterilisierfolie verpackt bis zur Verwendung aufbewahren (üblicherweise nicht länger als 6 Monate).

Standardwerte beim Autoklavieren:

- bei einem Druck von 2 bar (entspricht 1 atü) mind. 15 Minuten lang auf 121 °C in Wasserdampf erhitzen oder
- bei einem Druck von 3 bar mind. 3 Minuten lang auf 134 °C erhitzen (zur Zerstörung von Prionen wird die Einwirkzeit auf 18 Minuten erhöht)

Kontrolle des Autoklavs. Autoklaven müssen regelmäßig einer technischen Überwachung und Sicherheitskontrolle unterzogen werden. Die Maßnahmen sind u. a. in der Druckgeräterichtlinie und im Medizinproduktegesetz (MPG) und der darauf bezogenen Medizinproduktebetreiberverordnung (MPBetreibV) festgeschrieben. Um zu überprüfen, ob das Gerät es vermag, tatsächlich alle Keime abzutöten, muss seine Funktion regelmäßig mithilfe von Bio-Indikatorstreifen oder Sporenpäckchen (Geobacillus stearothermophilus oder Bacillus atrophaeus) überprüft werden.

Heißluftsterilisation, Ausglühen und Flambieren

Eine Heißluftsterilisation wird vor allem bei Laborarbeiten durchgeführt und ist aufgrund fehlender Validierung **für die Praxis nicht vorgesehen**. Sie geschieht durch verschiedene Verfahren:

- Ausglühen von metallischen Gegenständen in Rotglut (bei ca. 500 °C)
- Abflammen/Flambieren (indem das Sterilisiergut kurz durch eine Flamme gezogen wird)
- Heißluftsterilisation (in Heißluftsterilisationsschränken oder -tunneln) von Glas, Metallen o. Ä. bei folgenden Temperaturen:
  - 180 °C mindestens 30 Minuten
  - 170 °C mindestens 60 Minuten
  - 160 °C mindestens 120 Minuten

Fraktionierte Sterilisation

Das Verfahren wird angewandt, wenn zu vermuten ist, dass sich im Sterilisiergut **hitzeresistente Stadien** der darin vorhandenen Mikroorganismen befinden. Das Sterilisiergut wird an mehreren aufeinanderfolgenden Tagen jeweils für 30 Minuten auf ca. 100 ° C erhitzt und dazwischen bei Raumtemperatur gelagert. Man zielt darauf, dass während der Lagerungszeit die durch das Erhitzen nicht abgetöteten **Sporen** auskeimen und die dadurch entstehenden, nicht hitzeresistenten Keime mit der nächsten Erhitzung abgetötet werden.

1.6.2 Chemische Sterilisation

Die chemische Sterilisation wird als Gassterilisation bezeichnet, weil v. a. gasförmige chemische Stoffe zum Einsatz kommen. Von vorrangiger Bedeutung für das Verfahren sind:

- Formaldehyd
- Ethylenoxid
- gelöstes Ozon
- Peressigsäure

Zum Einsatz kommt das Verfahren v. a. bei thermolabilen Materialien (z. B. optische Elemente von Endoskopen). Für thermostabiles Sterilisationsgut ist stets eher die Dampfsterilisation angezeigt. Das Sterilisiergut muss dabei unbedingt peinlich sauber und trocken sein, damit die chemischen Substanzen angreifen können. Es wird i. d. R. in speziellen gasdurchlässigen Folien verpackt. Bei der chemischen Sterilisation wird zwischen Nass- und Trockenverfahren unterschieden.

Nass-Antiseptik: Hierbei erfolgt die Sterilisation durch Aufbringen der Chemikalien auf das Sterilisiergut in flüssiger Form. Durch eine Erhöhung der Temperaturen der Chemikalien kann die zur Sterilisation notwendige Einwirkzeit stark verkürzt werden. Bei thermolabilen Materialien kann die Anwendung dadurch weniger empfehlenswert sein. Das Sterilisiergut wird nach der Anwendung i. d. R. mit sterilem Wasser gewaschen.

Trocken-Antiseptik: Hier werden die Chemikalien als Gas auf das sorgfältig getrocknete Sterilisiergut aufgebracht. Genutzt wird das Verfahren v. a. in der Lebensmittelindustrie (z. B. bei Kunststoffflaschen).

1.6.3 Sterilisation durch Filtration

Möglich ist eine Abtrennung von Mikroorganismen durch Filtration. Hierbei werden lebende und tote Pathogene entfernt. Zur Verwendung kommen dabei Filter aus Porzellan, Glas oder Keramik mit Membranen, die i. d. R. einen Porendurchmesser von maximal 0,22 µm aufweisen. Das Verfahren wird v. a. **für Lösungen** (z. B. Wasser, hitzeempfindliche Nährlösungen, Seren u. Ä.) eingesetzt.

Nur sehr kleine Moleküle können diese Membran passieren, größere Partikel (z. B. Bakterien) werden zurückgehalten. Das Verfahren hat keinen Erfolg bei Bakterien, die keine Zellwand haben und deshalb stark verformbar sind (z. B. Mykoplasmen), bei dünnen Spirochäten, deren Fadenform das Passieren der Membran erlaubt, oder bei vielen Viren. Die Filter müssen regelmäßig mit einem sog. **Bubble-Point-Test** überprüft werden.

1.6.4 Sterilisation mit ionisierender Strahlung

Eine Sterilisation kann auch mit ionisierender Strahlung (z. B. UV-, Röntgen- oder Gammastrahlung) oder per Elektronenbeschuss (sog. Elektronenstrahl-Sterilisation) erfolgen. Die Verfahren kommen z. B. bei **industrieller Fertigung** medizinischer Einwegartikel zur Anwendung. U. a. aufgrund hoher, kostenintensiver Sicherheitsanforderungen sind sie in der Praxis unüblich.

Die ▸ **Tab. 1.6** bietet einen Überblick über verschiedene physikalische Sterilisationsverfahren.

1.6.5 Umgang mit sterilisierten Materialien

Nach der Sterilisierung muss selbstverständlich eine Rekontamination der sterilisierten Güter verhindert werden. Dies wird weitestmöglich abgesichert durch

- Verpackung der Materialien **vor** der Dampfsterilisation (Edelstahl- oder Aluminiumsiebwannen, dampfdurchlässige Folien),
- staub- und feuchtigkeitsgeschützte Lagerung nach der Sterilisation,
- Kennzeichnung des sterilisierten Gutes,
- Einhaltung von Lagerungsfristen und
- Dokumentation der Sterilisierung.

Fazit – Das müssen Sie wissen

Sterilisation

- Die Sterilisierung befreit Materialien und Gegenstände komplett von lebenden Mikroorganismen einschließlich ihrer Dauer-/Ruhestadien (z. B. Sporen). Ziel ist also eine **Keimfreiheit**. Sie ist insofern effektiver als eine Desinfektion – aber auch erheblich aufwändiger.
- Die Sterilisation erfolgt durch **chemische oder physikalische** Maßnahmen.
- Sterilisiert werden z. B. medizinische Geräte, Lebensmittel und Medikamente sowie Verpackungen. Abgetötet werden Mikroorganismen in allen Stadien (auch Sporen), Viren u. a.
- **Verfahren** sind v. a.
  - die Dampfsterilisation,
  - die Heißluftsterilisation (einschließlich Ausglühen und Flambieren),
  - die chemische Sterilisation (als Gassterilisation),
  - die Filtration sowie
  - der Einsatz energiereicher ionisierender Strahlung.
- In der Praxis kommt vor allem die **Dampfsterilisation (Autoklavieren)** zum Einsatz. Hierbei wird das Sterilisiergut mit Wasserdampf behandelt. Entscheidend sind hier bestimmte Temperaturen, ein ausreichender Einwirkdruck sowie eine vorgegebene Mindesteinwirkzeit. Die Sterilisationszeit richtet sich nach dem eingesetzten Druck und der Art und Kontaminierung des Sterilisiergutes.
- Der Vorgang soll nur durch **geschultes Personal** unter eindeutigen Bedienungsanweisungen vorgenommen und **dokumentiert** werden.
- Die eingesetzten Geräte (Autoklaven) müssen regelmäßig auf ihre **einwandfreie Funktion** überprüft werden. Diese sog. Validierung erfolgt gemäß einer Geräte-DIN-Norm.

Tab. 1.6 Physikalische Sterilisationsverfahren.

Verfahren	Physikalischer Effekt	Temperatur / Druck / Zeit	Anwendung (Bsp.)
Dampfsterilisation (Autoklavieren)	feuchte Hitze: Durchdringen des Sterilisiergutes mit Wasserdampf	121 °C/2 bar (> 15 min) 134 °C/3 bar (> 3 min) 134 °C/3 bar (> 18 min bei Prionen)	• Textilien und Verbandsstoffe • Glas, Instrumente • thermostabile Materialien aus Kunststoff und Gummi
Heißluftsterilisation **Cave**: kein Einsatz in der Praxis!	trockene Hitze	160 °C (15 min) 180 °C (30 min)	• Metalle, Glas, Porzellan • wasserfreie Flüssigkeiten
ionisierende Strahlen **Cave**: kein Einsatz in der Praxis!	Einwirkung energiereicher Strahlen auf das Sterilisiergut		• Verband- und Nahtmaterial • Einmalartikel

1.7 Vertiefungsfragen zur Hygiene

Vertiefungsfragen

Frage 1

Ein Hygieneplan ist für jede Praxis verpflichtend. Was ist ein Hygieneplan und welche Bestandteile muss er beinhalten?

Musterlösung:

Der Hygieneplan beschreibt alle Maßnahmen, die in einer Praxis im Sinne hygienischen Arbeitens getroffen werden müssen. Ziel ist, gesundheitliche Risiken für alle Beteiligten (Patienten, Personal u. a.) zu minimieren.

Ein Hygieneplan ist vorgeschrieben für alle medizinischen und medizinisch-pflegerischen Einrichtungen – also auch für eine Naturheilpraxis, selbst wenn dort nicht invasiv gearbeitet wird. Er umfasst eine Sammlung schriftlich festgelegter Anweisungen zu verbindlichen Maßnahmen, die je nach Größe, Schwerpunkt und Organisationsrahmen einer Praxis variieren können. Pläne für naturheilkundliche Praxen, Zahnarztpraxen, OP-Räume u. a.m. unterscheiden sich also.

Der Plan ist für das gesamte Mitarbeiterteam verbindlich und gilt als Dienstanweisung. Dies gilt für medizinisches Personal, andere Hilfskräfte, Reinigungskräfte, Verwaltungspersonal u. a.m. Allen diesen Beteiligten müssen die Anweisungen einfach zugänglich sein – etwa als Aushang oder in einem Aktenordner.

*Zentrale Themen des Plans sind das **antiseptische Arbeiten**, **der Umgang mit Praxisabfällen** sowie die **Praxisgestaltung**.*

Basierend auf allgemeinen Vorgaben für einen Hygieneplan werden Vordrucke zur Erstellung einer individuellen Ausrichtung im Internet, Firmeninformationen oder in der Fachliteratur angeboten.

Frage 2

Was können Sie über Desinfektionsmittel, die in der Praxis zum Einsatz kommen, sagen?

Musterlösung:

Desinfektionsmittel werden nach einer Liste des Bundesgesundheitsamtes in verschiedene Wirkungsbereiche (A–D) unterteilt. Dabei ist ein Desinfektionsverfahren bzw. -mittel des Wirkungsbereiches A weniger wirksam als eines aus dem Wirkungsbereich B, gleichwohl sind Desinfektionsverfahren bzw. -mittel des Wirkungsbereiches A weniger belastend für die Atemwege oder die Haut von Therapeuten und Patienten. Die Mittel werden auch gruppiert nach ihrer Wirksamkeit gegen bestimmte Erregerarten, z. B. Bakterien, Pilze, Sporen oder Viren.

Die chemische Desinfektion spielt im Praxisbereich die größte Rolle. Die Desinfektion erfolgt hier durch den Einsatz von chemischen Substanzen, die Mikroorganismen denaturieren und so ihre pathogene Wirkung be- oder verhindern.

Die Mittel kommen zum Einsatz als Tauchbäder, durch Sprühen oder Wischen. Inhaltsstoffe sind vor allem Alkohole und Aldehyde. Desinfektionslösungen können nach strengen Vorgaben in der Praxis aus Konzentraten hergestellt werden.

Frage 3

Nach der Anweisung des Herstellers soll aus dem 100 %igen Desinfektionsmittelkonzentrat eine 2 %ige Gebrauchslösung hergestellt werden. Was müssen Sie bei der Herstellung beachten? Wie viele Milliliter (ml) Konzentrat braucht man für 8 Liter gebrauchsfertige Desinfektionslösung (Gebrauchslösung)?

Musterlösung:

Bei der Herstellung muss Schutzkleidung getragen werden. Die eingesetzten Behälter müssen aus gegen die Lösung resistentem Material mit einem fest abschließenden Deckel versehen sein. Eine Lösung muss stets frisch angesetzt werden und darf niemals verunreinigt werden. Zum Verdünnen darf nur kaltes Wasser benutzt werden, welches vor dem Desinfektionsmittel in das Mischgefäß eingefüllt werden muss.

Das Mischungsverhältnis ergibt sich nach einer einfachen Formel (Dreisatz): Gewünschte Menge (Wasser in ml), multipliziert mit der gewünschten Konzentration (in %), dividiert durch 100 gleich Menge des benötigten Konzentrats. Das bedeutet in diesem Fall:

$$\frac{8000 \times 2}{100} = 160$$

Man benötigt 160 Milliliter Desinfektionsmittelkonzentrat.

Frage 4

Es gibt verschiedene Möglichkeiten der Sterilisation in der Praxis. Ordnen Sie in der folgenden ▶ **Tab. 1.7** den Beispielen jeweils das richtige Verfahren zu und erklären Sie die Kernpunkte zu den unterschiedlichen Verfahren und deren Einsatzgebieten.

Musterlösung:

- *Sterilisation von Verbandsstoffen: Dampfsterilisation*
- *Sterilisation optischer Elemente von Endoskopen: Thermolabile Verfahren*
- *Sterilisation von medizinischen Instrumenten: Heißluftsterilisation, Dampfsterilisation*
- *Sterilisation von Kunststoffflaschen: Trocken-Antiseptik*
- *Ausglühen von Skalpellen: Heißluftsterilisation*
- *Sterilisation von hitzeempfindlichen Nährlösungen: Filtration*
- *Sterilisation von Arbeitskleidung: Dampfsterilisation*

Gängig ist die Sterilisation durch Erhitzen, wobei die Dampf- und die Heißluftsterilisation zum Einsatz kommen. Die Dampfsterilisation in einem sogenannten Autoklav ist das am häufigsten angewandte Verfahren in Praxen, Krankenhäusern u. a. Das Verfahren eignet sich für thermostabile Gegenstände, nicht aber für Kunststoffe und Gummi. Für Sterilisiergut aus Glas und Metall wird vor allem in Laboren die Heißluftsterilisation durchgeführt.

Bei der chemischen Sterilisation wird das zu behandelnde Material mit flüssigen oder gasförmigen geeigneten Chemikalien (z. B. Formaldehyd) behandelt.

Filtrationsverfahren und ionisierende Strahlen kommen in der Praxis nicht zum Einsatz. Sie sind geeignet für Lösungen (Wasser, Seren u. a.) oder z. B. bei der industriellen Fertigung medizinischer Einwegartikel

Tab. 1.7 Aufgabe: Anwendungsbeispiele und geeignete Sterilisationsverfahren.

Anwendungs-beispiele	Thermolabile Verfahren	Trocken-Antiseptik	Heißluft-sterilisation	Dampf-sterilisation	Filtration
Sterilisation von Verbandsstoffen					
Sterilisation optischer Elemente von Endoskopen					
Sterilisation von medizinischen Instrumenten					
Sterilisation von Kunststoffflaschen					
Ausglühen von Skalpellen					
Sterilisation von hitzeempfindlichen Nährlösungen					
Sterilisation von Arbeitskleidung					

Frage 5

Abfälle in medizinischen Einrichtungen werden in 5 Gruppen unterteilt. Bitte nennen Sie die Gruppen und beschreiben Sie, wie Sie spitze oder scharfe Gegenstände (z. B. Kanülen, Skalpelle) entsorgen.

Musterlösung:

Abfälle in medizinischen Einrichtungen werden in 5 Gruppen unterteilt.

- *In den meisten Praxen kann der Großteil des anfallenden Mülls im normalen Hausmüll entsorgt werden (Gruppe A).*
- *Der Gruppe B sind Abfälle mit Blut, Sekreten oder Exkrementen zugeordnet. Auch sie können mit dem Hausmüll entsorgt werden, unterliegen aber besonderen Bedingungen für ihre Sammlung und Lagerung.*
- *Die Gruppe C umfasst Sondermüll mit kontaminierten Materialien, etwa durch Keime meldepflichtiger übertragbarer Krankheiten.*
- *Gefährliche Chemikalien (z. B. auch Arzneien) sind in der Gruppe D beschrieben.*
- *Schließlich umfasst die Gruppe E Organ(teil)e, Körpergewebe u. Ä., wozu auch gefüllte Blutbehälter aus einem Aderlass gehören.*

Spitze oder scharfe Gegenstände (z. B. Kanülen, Skalpelle) sind der Gruppe B zugeordnet. Sie müssen in stich- und bruchfesten und fest verschließbaren Einwegbehältnissen (Kanülensammelbehältern) gesammelt und sicher vor unbefugten Zugriff gelagert und entsorgt werden. Sie müssen anschließend in reißfesten und blickdichten Müllsäcken am Tag der Abholung zur Entsorgung gegeben werden.

Frage 6

Hygienisches Arbeiten im medizinischen Bereich ist selbstverständlich. Beschreiben Sie den korrekten Ablauf einer hygienischen Händedesinfektion.

Musterlösung:

Die hygienische Händedesinfektion dient der schnellen Entfernung bzw. Reduktion sog. transienter Keime. Die Anlässe zur Durchführung sind im Hygieneplan der Praxis festgeschrieben. Benutzt wird ein alkoholisches Händedesinfektionsmittel (VAH-gelistet).

- *Vor der Maßnahme müssen die Hände trocken sein und es dürfen sich keine Seifenrückstände auf der Haut befinden.*
- *Zunächst muss eine ausreichende Menge Desinfektionsmittel (mind. 3 ml) in die Hohlhand gegeben werden.*
- *Das Desinfektionsmittel muss mind. 30 s lang in die trockene Haut eingerieben werden. Dabei müssen alle Areale der Hand bedacht werden. Man beachtet dabei 6 Bereiche, die jeweils mindestens 5 Sekunden behandelt werden müssen: Handinnenflächen, Bereiche zwischen den Fingern, Handrücken, Fingerbeeren und Fingernägel, Daumen und Hohlhand.*

Für die Dauer der Durchführung (entspricht etwa der Einwirkzeit von 30 Sekunden) müssen die Hände durch das Desinfektionsmittel feucht gehalten werden.

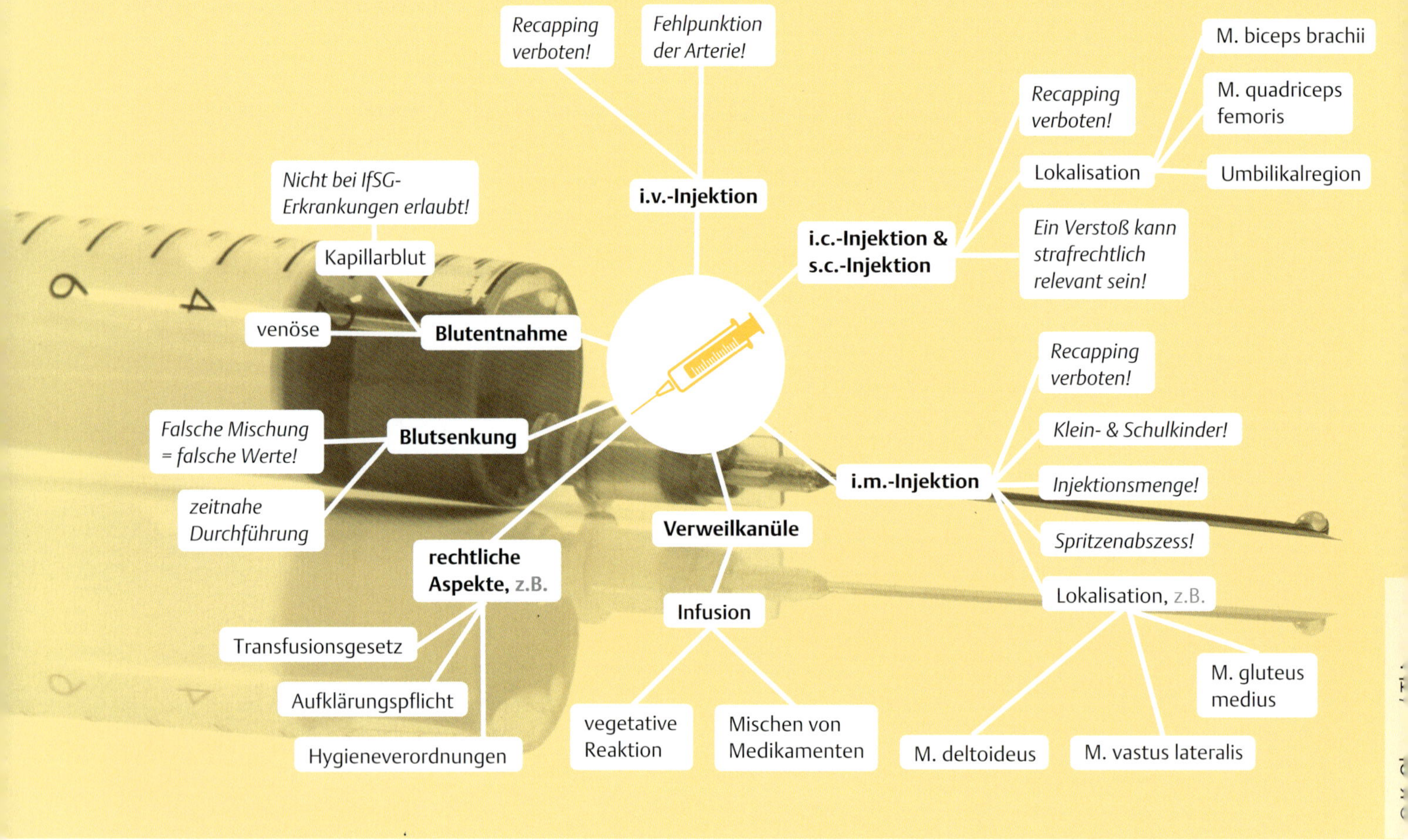

2 Blutentnahme, Injektion und Infusion

2.1 Allgemeines

Aus der medizinischen **Diagnostik** ist die **Blutanalyse** kaum wegzudenken. Sie bietet vielfach die einzige Möglichkeit für einen sicheren Befund und ist deshalb ein essentielles Element der Diagnostik, Differenzierung und Verlaufskontrolle von Erkrankungen. In den meisten Fällen wird das Blut zwar in einem externen Labor untersucht, die Blutentnahme erfolgt i. d. R. jedoch in der eigenen Praxis. Genutzt wird v. a. venöses Blut, für wenige Zwecke auch Kapillarblut.

In der **Therapie** kommen Injektionen häufig zur Anwendung – auch in vielen Naturheilpraxen. Welche Art von Injektion (▶ **Abb. 2.1**) gewählt wird, kommt dabei ganz auf den beabsichtigten Zweck an:

- **In die Vene** (i. v.) spritzt man einen Wirkstoff, um ihn unter Umgehung des Verdauungstrakts direkt in den Blutkreislauf einzubringen und eine rasche Wirkung zu erzielen (Kap. 2.7).
- **In und unter die Haut** (i. c. und s.c.) spritzt man v. a. für lokale Anwendungen.
- **In den Muskel** (i. m.) spritzt man v. a., um eine Depotwirkung zu erzielen. Die i. m.-Injektion wird jedoch in der Naturheilpraxis nicht mehr häufig eingesetzt (Kap. 2.11).

HP-Praxis

Punktion

Die Punktion von Arterien oder die intraarterielle Injektion ist insbesondere in der Heilpraktikerpraxis absolut unüblich, deshalb wird hier nur die Venenpunktion erläutert.

Die Erläuterungen werden ergänzt um die Beschreibungen der Injektions- und Infusionstechniken, die regelmäßig Gegenstand der Heilpraktikerüberprüfungen sind.

Wie bei allen invasiven Techniken kommen den hygienischen und rechtlichen Aspekten besondere Bedeutung zu. Sie werden deshalb ebenfalls ausführlich beleuchtet.

Lerntipps

Blutentnahmen und i. v.-Punktionen – ein sensibles Prüfungsthema

Die hier vorgestellten Aspekte sind absolut **prüfungsrelevant**! Zwar werden sie nicht sehr häufig thematisiert, sind aber in dem Fall ein äußerst sensibles Thema. In der HP-Überprüfung geht es um „Gefahrenabwehr", also um den Schutz des Patienten. Die genaue Kenntnis insbesondere der **juristischen und hygienischen Rahmenbedingungen** rund um die Injektionstechniken und die Konsequenzen für den praktischen Umgang kann für den Prüfungserfolg deshalb entscheidend sein. Dies gilt auch, wenn Sie derzeit nicht beabsichtigen, in Ihrer späteren Praxis Blut zu entnehmen oder zu injizieren. Sie dürften es tun und können deshalb dazu geprüft werden.

Abb. 2.1 Injektionsarten.

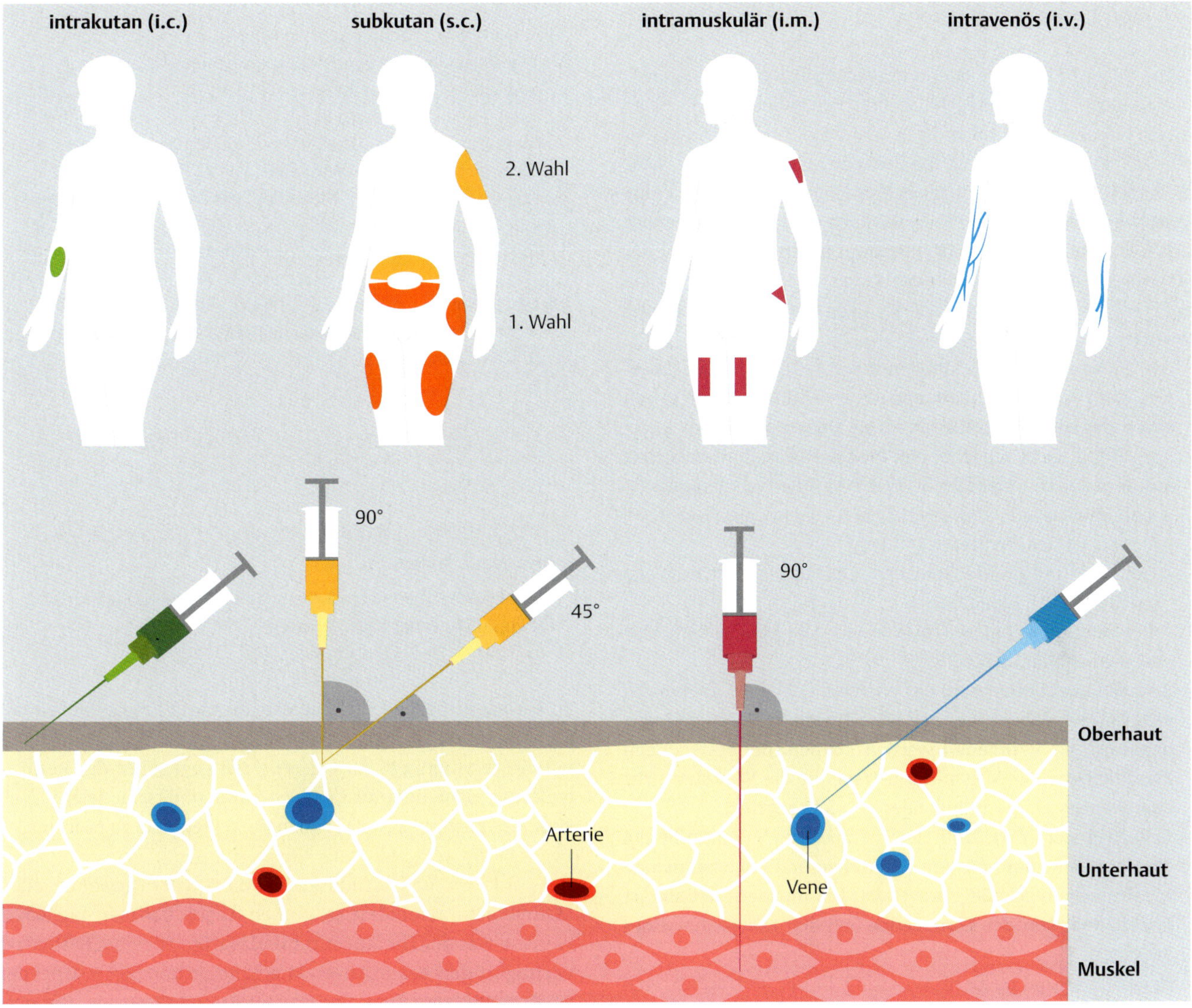

Abb. aus: Käding H. Injektionsarten. In: I care Pflege. 2. Auflage. Thieme; 2020

Lerntipps – Mündliche Prüfung

„Muss ich dem Prüfer etwas spritzen?"

Diese Frage stellen sich nicht wenige Heilpraktikeranwärter. Die Antwort ist einfach und erleichternd: Nein. Uns ist keine einzige Überprüfung bekannt, in der dies erwartet wurde. In aller Regel geht es allein um eine sorgfältige Erläuterung und Auswahl der richtigen Materialien und Hilfsmittel. Möglicherweise sollen Sie das Vorgehen an einem Prüfer zeigen, zur Punktion kommt es jedoch nie. In sehr seltenen Fällen wird ein Trainingsarm bereitgestellt. Dass eine Schweinepfote – frisch aus dem Kühlfach – auf dem Tisch liegt, gehört eher zum Prüfungsgebahren aus dem letzten Jahrhundert.

Fazit – Das müssen Sie wissen

Venenpunktion

Das Blutlabor und parenterale Gaben von Medikamenten sind auch in der Naturheilpraxis wichtige diagnostische und therapeutische Maßnahmen. Dabei ist besonders die Venenpunktion (i. v.) von Bedeutung, da sie zur Blutentnahme, zur einfachen Injektion wie auch zur Infusion genutzt wird. Die intra- und subkutane Injektion (i. c. und s. c.) werden v. a. bei bestimmten Therapien angewandt, das Spritzen in den Muskel (i. m.) kommt in der Naturheilpraxis kaum vor – ebenso alle intraarteriellen Gefäßzugänge.

2.2 Vorteile einer Injektionstherapie

Mitunter reicht die orale oder dermale Applikation eines Arzneimittels nicht aus, um den gewünschten Behandlungserfolg zu erzielen. In bestimmten Fällen ist es wichtig, dass ein Medikament sehr schnell wirkt. Hier ist eine Behandlung ausschließlich über die intravenöse Applikation eines Arzneimittels möglich. Ist eine Depotwirkung mit sukzessiver Wirkung angestrebt, empfiehlt sich u. U. eine subkutane oder intramuskuläre Injektion bei der Einbringung des Wirkstoffs in den Körper. Grundsätzlich hat die Injektion gegenüber einer anderweitigen Gabe einige **wichtige Vorteile**:

- Ein Wirkstoff lässt sich intravenös verabreicht präziser dosieren, sein Wirkungseintritt und seine Wirkungsdauer lassen sich somit besser beeinflussen als bei einer oralen Gabe.
- Die Wirkung tritt schneller **ein, weil der Wirkstoff nicht erst aus dem Verdauungstrakt ins Blut resorbiert werden mus**s:
  - Bei intravenösen Gaben wirkt ein Medikament in der Regel bereits binnen weniger Sekunden.
  - Bei einer intramuskulären Verabreichung dauert es meist weniger als 15 Minuten.
  - Bei einer subkutanen Injektion wirkt ein Medikament binnen 20–30 Minuten.
- **Bei allen Injektionen wird der** Wirkstoff effektiver ausgenutzt**, weil unvermeidbare Verluste beim Transport durch den Verdauungstrakt vermieden werden können.** Bei bestehenden Erkrankungen des Magen-Darm-Trakts ist die Wirkung mehr oder weniger eingeschränkt oder gar nicht gegeben.
- Außerhalb der Praxis kann der Therapeut nicht kontrollieren, ob ein Patient das von ihm verordnete oral einzunehmende Medikament regelmäßig anwendet. Die intravenöse Gabe ist **unabhängig von der Compliance** und den Fähigkeiten eines Patienten.
- In der Regel sind injizierte Wirkstoffe besser **verträglich**, weil Gegenreaktionen innerhalb des Verdauungstrakts umgangen werden. Bei bestehenden Allergien jedoch können unerwünschte Nebenwirkungen gravierender ausfallen!
- Bei Injektion in und unter die Haut ist eine genauere **lokale Anwendung** (z. B. in der Schmerztherapie oder bei Betäubung einzelner Nerven) möglich.
- Bei eingeschränkten Patienten kann ein Wirkstoff auch **trotz Bewusstseinseintrübung**, be- oder verhinderter Schluckfähigkeit oder anderen „Hindernissen" in den Körper eingebracht werden.
- Schließlich spielt auch die **psychologische Komponente** eine Rolle: Ein Teil der Patienten misst im Vergleich zu anderen Gaben einer „Spritze" eine höhere Wirksamkeit und dem Therapeuten eine größere Kompetenz bei.

Es spielt dabei keine grundlegende Rolle, ob ein Medikament über eine Injektion oder eine Infusion verabreicht wird.

Fazit – Das müssen Sie wissen

Injektion

Die Gabe eines Medikaments per Injektion hat gegenüber der oralen oder anderweitigen Applikation enorme Vorteile:

- Vor allem ist die Ausnutzung des Wirkstoffs erheblich höher, weil über den Darm nur Teile des Wirkstoffes ins Blut aufgenommen werden. Das gilt insbesondere für Patienten mit gastrointestinalen Erkrankungen.
- Eine parenterale (unter Umgehung des Darmes) Gabe ist besser dosierbar, wirkt kontrollierter und (bei intravenöser Injektion) rascher und ist oft besser verträglich. Bei der i. c.- und s. c.-Injektion kann eine genaue lokale Wirkung erzielt werden.
- Bei Patienten mit Schluckunfähigkeit oder Bewusstseinseinschränkungen ist die Medikamentengabe über die Injektion die einzig sichere.

2.3 Rechtliche Aspekte

Merke

Invasives Arbeiten

Das invasive Arbeiten stellt besondere Anforderungen an sorgfältiges und hygienisches Arbeiten.

Zu berücksichtigen sind dabei Vorgaben und Empfehlungen der KRINKO, der TRBA 250, des Medizinprodukterechts, das Arzneimittelgesetz und ggf. Anzeigepflichten gegenüber der Bezirksregierung oder dem zuständigen Gesundheitsamt (siehe auch Kap. 1.2). Zusätzlich ist das Patientenrechtegesetz zu beachten.

Aufklärungspflicht. Grundsätzlich muss jeder Patient bei allen Maßnahmen zumindest in groben Zügen darüber aufgeklärt werden, was der Therapeut tut und warum er es tut. Besonders wichtig ist dies bei invasiven Maßnahmen und hier v. a. bei der venösen Blutentnahme und der Injektionen/Infusion. Die notwendige Venenpunktion ist ein mit Risiken verbundener Eingriff in die körperliche Unversehrtheit des Patienten. Es handelt sich – rein rechtlich betrachtet – also um eine Körperverletzung, der der Patient nach einer sorgfältigen Anamnese und Aufklärung zustimmen muss. Es werden zudem besondere Anforderungen an sorgfältiges hygienisches Arbeiten gestellt. Die **Aufklärung des Patienten** umfasst folgende Punkte:

- Damit der Patient der Maßnahme sicher zustimmen kann, muss er vorab sorgfältig über die **Notwendigkeit** und das **Vorgehen** bei der Blutentnahme und die dafür notwendige Venenpunktion aufgeklärt werden.
- Der Therapeut muss die damit verbundenen **Risiken** benennen.
- Der Therapeut muss den Patienten über **Alternativen** unterrichten und auch über die **Folgen**, die es haben kann, wenn er die vorgeschlagene Maßnahme verweigert.
- Das Einverständnis muss **nicht schriftlich** erklärt werden.

Es muss **dokumentiert** werden, dass der Patient aufgeklärt wurde und er der Maßnahme zugestimmt oder diese abgelehnt hat. Dasselbe gilt für die therapeutischen Maßnahmen, die mit Punktionen einhergehen.

Wenn eine Venenpunktion und Blutentnahme erfolgt, muss man besonders aufmerksam beobachten, ob der Patient **unerwünschte vegetative Reaktionen** wie Blässe, Unruhe oder Schweißbildung zeigt. Er sollte während der Durchführung nach seinem Befinden befragt werden.

HP-Praxis

Kanülenstichverletzungen

Bei vielen diagnostischen oder therapeutischen Maßnahmen kommen scharfe Instrumente, wie z. B. Kanülen oder Skalpelle, mit Blut, Gewebe oder Körperflüssigkeiten des Patienten in Kontakt. Wenn Sie oder ein Arzt sich an einem solchen Gegenstand verletzt, spricht man von einer Nadelstichverletzung – egal ob es sich um eine Stich-, Schnitt- oder Kratzverletzung handelt, ob die Wunde blutet oder nicht und ob es wirklich eine Nadel oder ein anderes Instrument war. Eine solche Verletzung gilt als **Arbeitsunfall** und muss immer dem Durchgangsarzt (D-Arzt) gemeldet werden, und zwar nicht nur aus versicherungsrechtlichen, sondern auch aus medizinischen Gründen! Denn bei einer Nadelstichverletzung besteht grundsätzlich die Gefahr einer Erregerübertragung, insbesondere des Hepatitis- B-Virus (HBV), des Hepatitis-C-Virus (HCV) und des HIV. Bei HBV ist das Risiko einer Übertragung mit ca. 30 % am höchsten, bei HCV und HIV dagegen wesentlich geringer (< 3 % bzw. < 0,3 %).

2.4 Komplikationen und Problempunkte

Invasive Verfahren können bei unsachgemäßer Anwendung oder auch aufgrund unglücklicher Zufälle ernsthafte Komplikationen hervorrufen. Häufige Probleme sind in ▸ **Tab. 2.1** aufgeführt.

Komplikationen und Probleme lassen sich vermeiden, wenn alle hygienischen, rechtlichen und medizinischen Aspekte, die hier vorgestellt werden, Beachtung finden.

Alternativen zu Punktion, Injektion und Infusion prüfen. Die grundlegendste Kontraindikation für invasive Verfahren ist die Tatsache, dass derselbe Nutzen auch auf einem weniger risikoreichen Weg erzielt werden kann. Wenn eine Diagnose ganz sicher auch ohne einen Laborbefund gestellt werden kann, muss kein Blut zu diagnostischen Zwecken entnommen werden. Wenn ein Medikament auch auf anderem Wege verabreicht werden kann und die gleiche Wirksamkeit zu erwarten ist, wird es nicht per Injektion oder Infusion eingebracht.

2.4.1 Kontraindikation für eine i. v.-Punktion.

Kontraindikationen für eine i. v.-Punktion (zur Blutentnahme oder Injektion) am Arm muss man gut kennen. In der HP-Überprüfung werden diese regelmäßig abgefragt! Dazu zählen v. a.

- Lymphödem (z. B. nach Entnahme der axillären Lymphknoten, v. a. bei Mamma-Ca)
- Shunt für die Dialyse
- jegliche schlaffe oder spastische Lähmungen
- sichtbare entzündliche oder potenziell entzündliche Hautveränderungen

HP-Praxis

Viele Patienten haben Angst vor „der Spritze“

Die „Spritze“ hat für viele Patienten etwas Bedrohliches – egal, ob Blut abgenommen oder etwas injiziert werden soll. Darauf sollten Sie Rücksicht nehmen und dies in die Beobachtung des Betroffenen einbeziehen. Versuchen Sie, Angst zu nehmen oder zumindest zu mindern.

- Schaffen Sie eine möglichst entspannende und **ruhige Atmosphäre**; es sollte z. B. niemand anders während der Maßnahme den Raum betreten oder ein Telefon klingeln.
- Nehmen Sie die Punktion beim **sitzenden oder liegenden** Patienten vor.
- Halten Sie – je nach Ihrer Einschätzung des Betroffenen – leichten **Körperkontakt**, indem Sie sich z. B. behutsam mit der nicht genutzten Hand bei ihm abstützen; die Berührung kann einigen Menschen Sicherheit vermitteln.
- Die Punktion selbst sollte **rasch**, die Blutentnahme oder die Injektion jedoch langsam erfolgen – so werden Schmerzen vermindert.

Tab. 2.1 Komplikationen und Probleme bei Punktionen, Injektionen und Infusionen.

Problem	mögliche Folge(n)
mangelnde Beachtung der Hygienevorschriften	Infektionen, Abszesse, Nekrosen im Bereich der Punktionsstelle oder auch generalisiert
nicht sachgerechte Durchführung der Punktion/Injektion/Infusion	Schmerzen, Gefäßverletzungen, Hämatome u. a. m.
Fehler bei der Medikamentenwahl (Kontraindikationen, Wechselwirkungen, Applikationsart, Verfallsdatum etc.)	z. B. allergische Reaktionen, Schmerzen
falsche Dosierung	z. B. Kreislaufversagen
Unverträglichkeit des Patienten gegen Bestandteile des Medikaments	lokale oder generalisierte anaphylaktische Reaktion
versehentliche intraarterielle Punktion	Schmerzen, Blutung
versehentliche intraarterielle Injektion	z. B. allergische Reaktionen, Schmerzen
Angst des Patienten	z. B. Kreislaufversagen

- **Lenken Sie den Patienten ab**, z. B. durch Gespräche; lassen Sie den Patienten etwas erzählen.
- Erklären Sie ihm vorab, dass zwar der Einstich einer Kanüle einen leichten Schmerz verursachen kann, der Nutzen der Maßnahme aber erheblich schwerer wiegt.
- Fordern Sie ihn evtl. auf, **tief einzuatmen,** und stechen Sie in genau diesem Moment die Kanüle ein.
- Führen Sie die Maßnahme ggf. **in einem wenig „technischen" Rahmen** durch (z. B. in einem Raum ohne medizinische Geräte, ohne sichtbares Spritzentablett).
- Legen Sie bei einer Blutentnahme in mehrere Entnahmebehälter blutgefüllte Röhrchen **außerhalb des Sichtfeldes** des Patienten ab.

Fazit – Das müssen Sie wissen

Invasives Arbeiten – rechtliche Anforderungen

Invasives Arbeiten ist ein mit besonderen Risiken verbunden und rein rechtlich betrachtet eine Körperverletzung. Vor diesem Hintergrund sind besondere Anforderungen gestellt – an sorgfältiges und hygienisches Arbeiten sowie an die Beachtung der rechtlichen Vorgaben.
Wichtige Aspekte sind hier die Aufklärung des Patienten und sein Einverständnis, die eingehende Abklärung von Kontraindikationen und evtl. individuellen Risiken, die Medikamentenprüfung, die peinlich genaue Beachtung aller hygienischen Vorschriften sowie die Dokumentation aller Schritte.

2.5 Materialkunde

Ein Großteil der Heilpraktikeranwärter hat vor der Ausbildung Blutentnahmen und Injektionen lediglich aus der Sicht des Patienten und nicht des Praktikers kennengelernt. Vor diesem Hintergrund sind viele der eingesetzten Materialien und Hilfsmittel allenfalls vom Sehen bekannt. Aus diesem Grund folgen die wichtigsten Dinge.

2.5.1 Allgemeine Hilfsmittel

Spritzentablett

Der Begriff „Spritzentablett" (▸ **Abb. 2.2**) bezeichnet einerseits ein in der Regel einfaches Kunststoff- oder Metalltablett für den medizinischen Gebrauch, andererseits aber auch die Zusammenstellung aller Materialien, die z. B. für eine Blutentnahme benötigt werden. Es gibt, insbesondere in der Krankenpflege, auch besondere Spritzentabletts z. B. für Insulinspritzen. In der HP-Praxis findet in der Regel ein schlichtes, weißes, gut zu desinfizierendes Kunststofftablett Anwendung.

Nierenschale

Eine Nierenschale ist nierenförmiges Behältnis aus Kunststoff oder rostfreiem Stahl. Ihre Form ist ursprünglich gewählt worden, um Erbrochenes von Patienten aufzunehmen. Die konkave Seite lässt sich nah an den Patienten bringen und erleichtert den Vorgang. Andererseits dienen Nierenschalen als Ablage für Verbrauchsmaterialien wie gebrauchte Spritzen, Tupfer u. a.m., bei

Abb. 2.2 Für eine intravenöse Injektion vorbereitetes Spritzentablett.

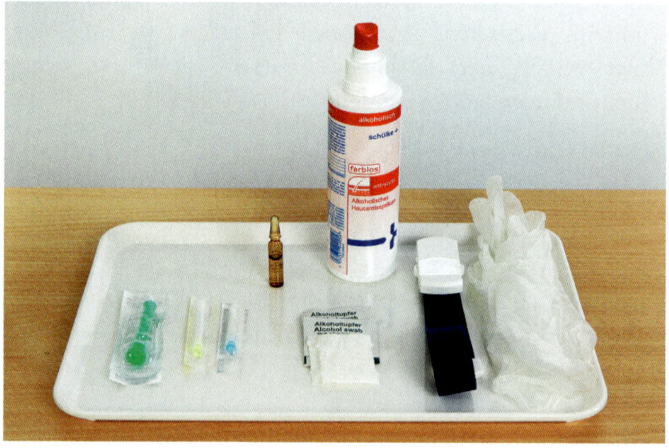

Foto: K. Oborny, Thieme Group

Abb. 2.3 Kanülenabwurfbehälter mit Abstreifkerbe.

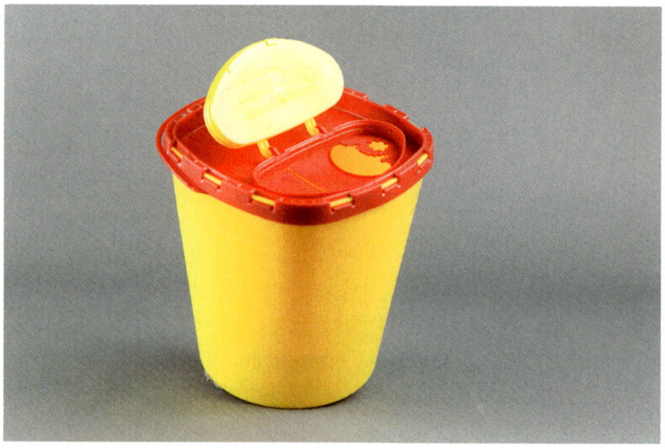

Foto: K. Oborny, Thieme Group

Operationen auch zum Ablegen benutzter Instrumente oder operativ entfernter Fremdkörper oder Gewebeteile. Einwegnierenschalen aus Presspappe oder früher häufiger eingesetzte emailliertes Stahlblechschalen sind weniger gebräuchlich.

Kanülenabwurfbehälter

Kanülen, Butterflies und andere scharfe oder spitze Gegenstände müssen nach Gebrauch ohne Zwischenablage sachgerecht in einem Kanülenabwurfbehälter entsorgt werden. Der Behälter wird auch als Spritzenabwurfbehälter, Abwurfbox oder Kanülensammler bezeichnet. Er besteht aus stabilem Plastik, ist blickdicht und der Deckel kann ohne Hilfsmittel nicht geöffnet werden. Die Einwurföffnung lässt sich dicht und fest verschließen und ist in der Regel so klein, dass man nur mit 2 Fingern hineinfassen kann. Damit sollen Verletzungen und eine erneute Verwendung verhindert werden. Die meisten Behälter sind am Einwurfloch mit einer Abstreifkerbe für Kanülen versehen (▸ **Abb. 2.3**).

Es gibt zahlreiche unterschiedliche Modelle der Abwurfbox – je nach Einsatzgebiet und Menge des anfallenden Mülls. Die Abwurfbox kann, blickdicht verpackt, im Hausmüll entsorgt werden.

! Cave

Kontaminationsgefahr durch die Kanülenbox

Kanülen einer Spritze, die nochmals benutzt wird (z. B. die Aufziehkanüle bei der Injektion eines Medikaments) dürfen nicht abgestreift werden, weil der Konus der Spritze kontaminiert werden kann. Die Kanülen werden mit einem Tupfer per Hand entfernt und in den Sammelbehälter geworfen.

Sterilisierte Tupfer/Trockentupfer

Tupfer werden vielfältig eingesetzt: z. B. zum Entfernen von Desinfektionsmittel-Überständen oder Blut auf der Haut, als kleine Kompresse zur ersten Blutungsstillung nach einer Venenpunktion, zur Wundreinigung, zum Abnehmen einer Kanüle von einer Spritze u. a.m. Es stehen **verschiedene Arten von Tupfern** zur Verfügung:

- aus gebleichtem Faserstoff zu einem saugfähigen flachen Ballen gepresste Tupfer. In der Regel werden sie vorgestanzt als Rolle bereitgestellt. Sie werden steril oder unsteril angeboten. Dabei muss man bedenken, dass die „sterilen Tupfer" zwar in der Fertigung sterilisiert wurden, nach dem Auspacken jedoch nicht mehr steril sind und deshalb korrekterweise als sterilisierte Tupfer bezeichnet werden müssten
- einzeln oder gruppiert steril verpackte Zellstofftupfer
- Schlinggaze-Tupfer, die meist ungefähr die Größe einer Haselnuss haben und lose angeboten werden
- Tupfer in besonderen Formen für spezielle Anwendungen (z. B. Keiltupfer für die Augenheilkunde)
- steril und einzeln verpackte Alkoholtupfer

Alle Ausführungen müssen hypoallergisch, saugfähig und mit einer atraumatischen Oberfläche ausgestattet sein.

Stauschlauch

Ein Stauschlauch wird eingesetzt, um Druck auf oberflächlich gelegene Venen, z. B. des Oberarms, auszuüben (▶ **Abb. 2.4**). Dadurch wird der Blutabfluss verringert oder ganz unterbrochen. Die gestauten Venen gewinnen an Größe und sind deshalb leichter zur Palpation und zur Bestimmung eines geeigneten Punktionsortes aufzufinden.

Der Stauschlauch wird auch als Venenstauer, (Venen-)Stauband oder (Venen-)Staubinde bezeichnet. Es stehen verschiedene Modelle aus unterschiedlichen Materialien zur Verfügung. Gebräuchlich sind Venenstauer aus einem ca. 2,5 cm breiten, elastischen Textilband, das mittels einer Kunststoffsteckverbindung einhändig geschlossen, gelockert und geöffnet werden kann.

Abb. 2.4 Stauschlauch.

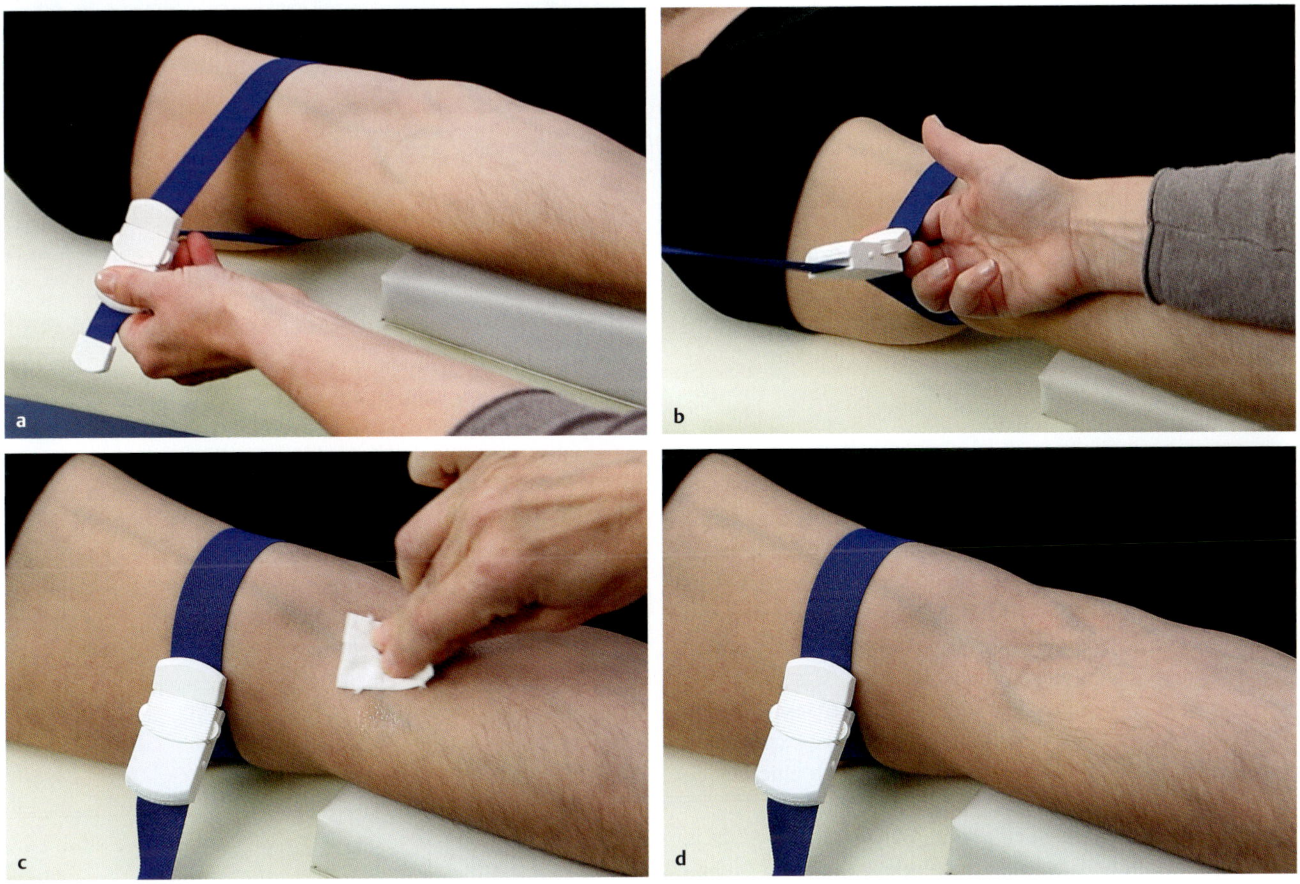

a Stauschlauch positioniert.

b Stauschlauch nicht zu fest anziehen.

c Punktionsstelle desinfizieren. Herstellerangaben (Einwirkzeit) beachten.

d Oberflächliche Venen treten hervor.

Foto: K. Oborny, Thieme Group

HP-Praxis

Stauen und Abbinden sind nicht identisch

Beim Stauen werden die eher oberflächlich liegenden Venen komprimiert. Dadurch wird der Blutrückstrom eingeschränkt oder unterbunden. Der Puls distal der Stauung ist weiterhin tastbar. Beim Abbinden hingegen wird wesentlich mehr Druck ausgeübt, um die tiefer liegenden Arterien zu komprimieren. Hierdurch wird der Blutfluss in die abgebundene Extremität vermindert oder unterbrochen. Dies ist in der Regel nur angezeigt, wenn eine gravierende Blutung gestillt werden muss.

Armstütze, Venenkissen, Keilkissen

Um einen Arm zur Blutentnahme, Injektion oder Infusion optimal zu lagern, werden zumeist Blutentnahme-Armstützen eingesetzt. Sie sind teilweise an Behandlungsliegen oder -stühle montierbar oder fest damit verbunden. Alternativ stehen flexibler einsetzbare kleine Rollwägen mit einer Armstütze zur Verfügung. Armstützen erleichtern den Zugang für den Therapeuten und unterstützen eine ruhige Lagerung durch den Patienten. Als einfachere Variante werden Venenkissen oder Keilkissen (▸ **Abb. 2.5**) eingesetzt.

Abb. 2.5 Keilkissen als Armstütze.

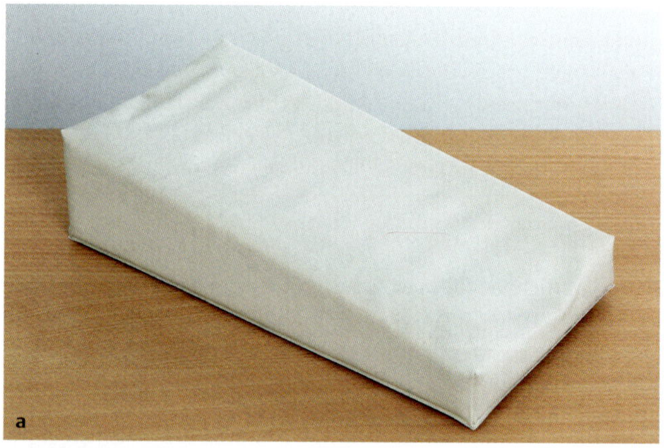

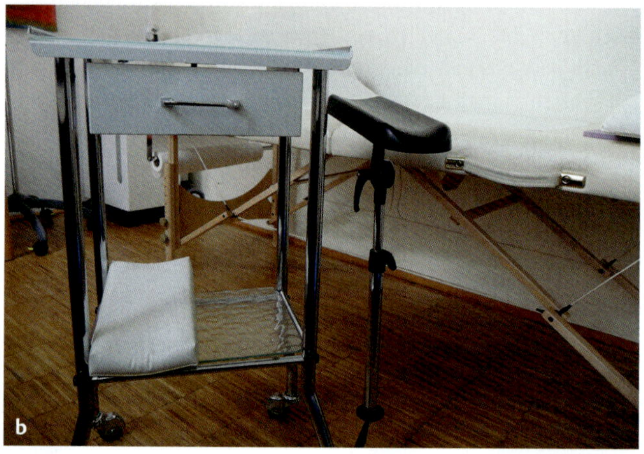

a Einzelnes Keilkissen zur Positionierung neben dem Patienten z. B. auf der Liege. *Foto: K. Oborny, Thieme Group*

b Flexibel verrückbares Keilkissen auf zugehörigem Ständer. *Foto: J. Sengebusch*

2.5.2 Materialien für das hygienische Arbeiten

Wie bereits oben erläutert, stellen invasive Maßnahmen besondere Anforderung an das hygienische Arbeiten. Mit Blick auf Blutentnahmen, Injektionen und Infusionen geht es v. a. um

- die **Überprüfung aller Materialien** auf
  - Unversehrtheit (auch der Verpackungen),
  - Haltbarkeits-/Verwendbarkeitsdaten und
  - ihre sachgerechte Handhabe,
- die **Händedesinfektion** (Therapeut) und **Hautdesinfektion** (Patient) sowie
- die **Flächendesinfektion** (Arbeitsflächen und Spritzentablett) mit geeigneten Mitteln bei sorgfältiger Handhabung.

Flächendesinfektionsmittel

Flächendesinfektionsmittel werden zur **systematischen Keimreduzierung auf Oberflächen** eingesetzt. Dies hat eine besondere Bedeutung bei invasiven Maßnahmen wie der Venenpunkton, der Blutentnahme etc. Geeignete Mittel müssen deshalb stets unmittelbar zur Verfügung stehen. Die Flächendesinfektion (Kap. 1.5.4) erfolgt mit dafür ausgewiesenen und zugelassenen Flächendesinfektionsmitteln. In den meisten Fällen sind dies Schäume oder Flüssigkeiten auf alkoholischer Basis. Das Wirkungsspektrum ist auf dem Behälter eines jeden Flächendesinfektionsmittels angegeben. Stets muss die jeweilige Einwirkzeit eines Desinfektionsmittels beachtet werden, damit sich eine ausreichende keimreduzierende Wirkung entfaltet.

Sprays werden nicht mehr eingesetzt, weil sie zu viele Stoffe in die Luft freisetzen und damit das potenzielle Risiko für allergische Reaktionen durch Aspiration erhöhen. Alle Mittel müssen VAH-gelistet sein.

Hautdesinfektionsmittel

Die Hautdesinfektion (Hautantiseptik) bezeichnet die effektive **Reduzierung von Keimen auf der Haut** des Therapeuten sowie des Patienten (Kap. 1.5.5). Sie soll verhindern, dass Keime, die auf der Haut lokalisiert sind, zu Infektionen führen – etwa auf dem Weg über kleinste Hautverletzungen. Geeignete Mittel müssen vor einer Untersuchung oder einem Eingriff (z. B. Venenpunktion) bereitstehen und sind deshalb z. B. bei der Vorbereitung eines Spritzentablettes zu berücksichtigen.

Die zur Anwendung kommenden Desinfektionsmittel müssen auf der **Desinfektionsmittelliste** des Verbandes für angewandte Hygiene (VAH) gelistet sein.

2.5.3 Materialien für Injektion und Infusion

Spritze

Es gibt zahlreiche Arten von Spritzen für unterschiedliche Anforderungen, die sich z. B. in Bauart oder Größe unterscheiden. Heute werden fast ausnahmslos **Einmalspritzen** verwendet. Einmalspritzen sind sterilisierte und steril verpackte Einwegprodukte aus Kunststoff. Sie haben in aller Regel folgenden Aufbau:

- **Spritzenkörper (Zylinder):** Der Spritzenzylinder ist transparent, sodass der Füllstand, die enthaltene Flüssigkeit, Lufteinschlüsse etc. sichtbar sind. Der Zylinder ist meist mit Maßangaben (Graduierung) versehen, in der Regel mit Milliliter-Angaben.
- **Kolben:** Durch Druck auf den Kolben kann die Flüssigkeit aus dem Zylinder gedrückt (Injektion), durch Zug am Kolben in den Zylinder gesaugt werden (Aspiration, Injektion).
- **Stempel und Griffplatte:** Der Stempel ist eine Platte am Kolbenende, über die Druck auf den Kolben ausgeübt wird bzw. an der der Kolben aus dem Spritzenkörper gezogen werden kann. Die Griffplatte ist Teil des Zylinders, sie dient zum Halten der Spritze und als Gegendruckpol zum Stempel.
- **Spritzenkonus/Konus:** Verjüngung am Ende des Zylinders, auf die eine Kanüle oder ein Adaptionssystem aufgesetzt werden kann. Die Größe des Spritzenkonus ist bei allen Einwegspritzen einheitlich, sodass Kanülen und Systeme jeder Größe und Art passen.

Der Konus kann zusätzlich mit einem sog. **Luer-Ansatz** versehen werden, der aufgeschraubt oder aufgesteckt werden kann. Das Luer-System ist ein Verbindungssystem mit einer einheitlichen Normgröße und findet Anwendung bei Kombinationen von Injektionen und Infusionen oder Zusatzmaterialien (z. B. Dreiweghähnen).

Einmalspritzen stehen in unterschiedlichen Größen in der Regel mit einem **Volumen** von 1, 2, 5, 10 und 20 ml zur Verfügung. Einmalspritzen (▶ **Abb. 2.6**, ▶ **Abb. 2.7**) sind **steril verpackt**. Die Verpackung ist mit einem Verfalldatum und einer Öffnungslasche versehen. Sie haben ein CE-Zeichen und sind Medizinprodukte. Herstellung, Qualitätskontrolle und Vertrieb regelt das Medizinproduktegesetz.

Besondere Spritzenarten. Spritzen zur **Injektion von Insulin** (▶ **Abb. 2.8**) haben ein Volumen von 1 bzw. 2 ml – dies entspricht 40 bzw. 80 IE Insulin. Teilweise ist hier die Kanüle bereits integriert.

Auch **Tuberkulinspritzen** (zur Impfung) zeigen eine Besonderheit: Sie haben eine besonders fein unterteilte Skala (0,01-ml-Unterteilung) zur genauen Dosierung.

Beide werden jedoch aus verschiedenen Gründen in der HP-Praxis nicht verwendet. Spritzen zum mehrfachen Gebrauch (auch als **Rekordspritze** benannt) bestehen aus Glas, Metall und Gummi. Sie werden in der Humanmedizin kaum noch eingesetzt, da sie mittels aufwändiger Sterilisation für den erneuten Gebrauch wiederaufbereitet werden müssen. In der Tiermedizin werden auch sog. Revolverspritzen (auch als Impfpistolen bezeichnet) eingesetzt.

Kanüle/Injektionsnadel

Eine Kanüle ist eine **Hohlnadel** mit einer scharf und schräg angeschliffenen Spitze und einer kleinen transparenten Kunststoffsteckverbindung, dem Konusansatz (auch Kanülenansatz), am anderen Ende. Man benötigt sie, um mit einer Spritze Flüssigkeit zu injizieren oder Blut zu entnehmen. Es werden in der Regel einzeln und steril verpackte Einwegkanülen benutzt. Die Verpackung ist mit einem Verfallsdatum und einer Öffnungslasche versehen.

Kanülen gibt es in verschiedenen Größen mit **verschiedene Nadellängen und unterschiedlichen Nadellumen** (▶ **Abb. 2.9**). Die Größen sind durch Farben gekennzeichnet. Die **Farbkodierung** ist ISO-genormt (▶ **Abb. 2.10**). Die Nomenklatur bei der Angabe der Kanülengröße ist nicht einheitlich. Üblich ist die Angabe

Abb. 2.6 Einwegspritze, Bestandteile.

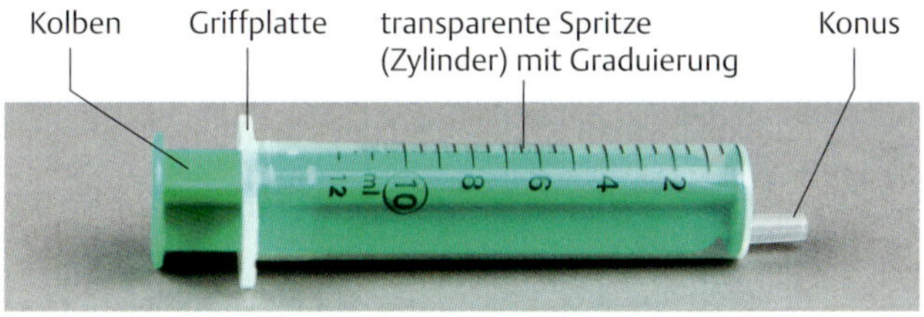

Foto: K. Oborny, Thieme Group

Abb. 2.7 Verschiedene Spritzentypen.

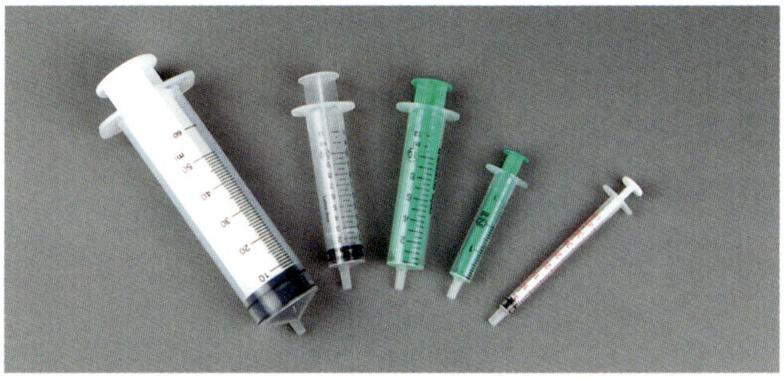

Foto: K. Oborny, Thieme Group

Abb. 2.8 Insulinspritze.

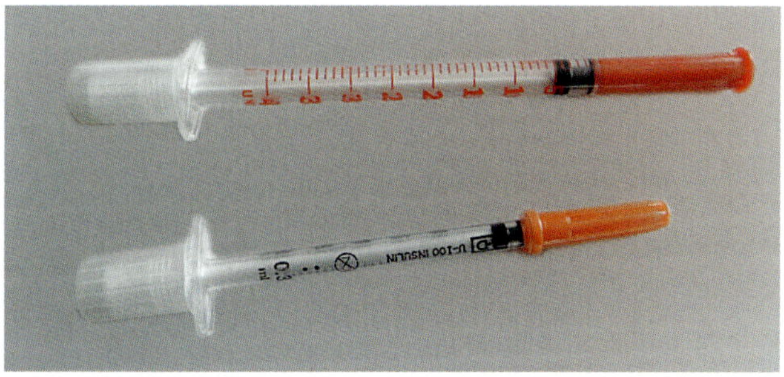

Foto: J. Sengebusch

Abb. 2.9 Verschiedene Injektionskanülen.

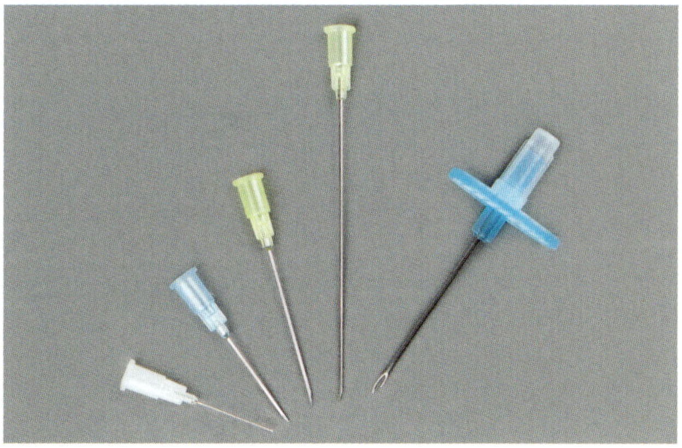

Foto: K. Oborny, Thieme Group

Abb. 2.10 Farbkodierung und Verwendung verschiedener Einmalkanülen.

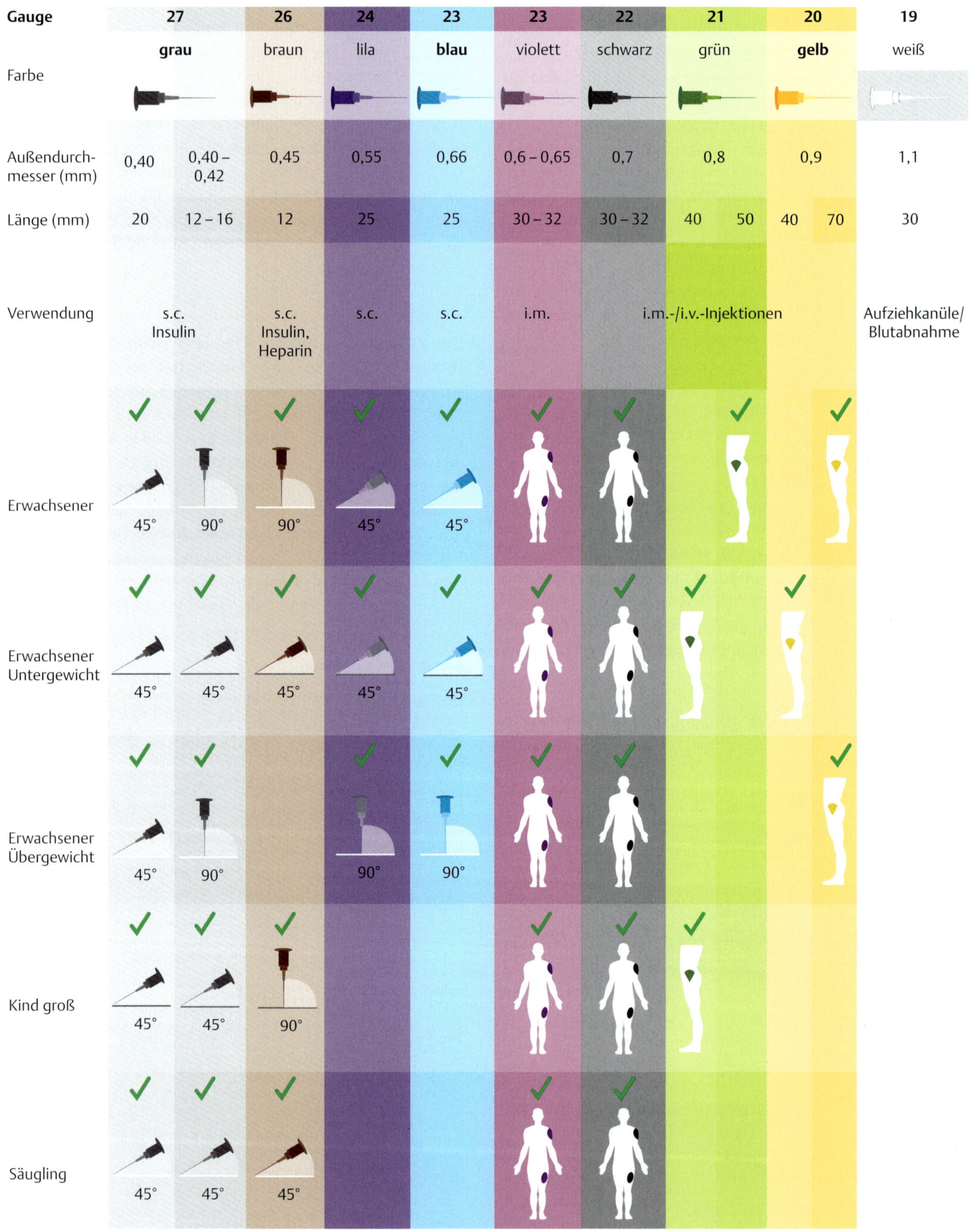

Abb. aus: Käding H. Injektionen und Blutentnahmen. In: I care Pflege, 2. Auflage. Thieme; 2020

des Außendurchmessers in Millimetern. Die verschiedenen Kanülengrößen werden in Gauge (Maßeinheit) oder nach dem Pravaz-System (durchnummerierte Größenangabe) angegeben. Der Konusansatz ist bei allen Kanülen einheitlich, sodass alle Kanülen auf Einwegspritzen aller Größen gesetzt werden können. Die Nadel befindet sich zum Schutz in einer **Kunststoffkappe**. Sie wird erst direkt vor dem Einsatz entfernt und darf – um Stichverletzungen zu vermeiden – danach nicht wieder über die Kanüle geschoben werden (sog. Recapping).

Sogenannte **Sicherheitskanülen** (▸ **Abb. 2.11**) minimieren dieses Verletzungsrisiko durch einen speziellen Schutzmechanismus. Die Bauart dieser Kanülen variiert je nach Verwendungszweck: Während bei einigen Modellen nach der Verwendung einhändig ein Schutzschild vor die Nadel geklickt werden kann, schiebt sich bei anderen nach Gebrauch automatisch eine Klammer (Safety-Clip) über die Spitze. Auch Kanülen sind ein Medizinprodukt. Herstellung, Qualitätskontrolle und Vertrieb regelt das Medizinproduktegesetz.

Butterfly/Flügelkanüle

Als Butterfly (▸ **Abb. 2.12**) bezeichnet man umgangssprachlich, eine Flügelkanüle, die für die Blutentnahme oder eine Kurzzeitinfusion verwendet wird. Ein Butterfly besteht aus:

- einer silikonbeschichteten Dünnwandnadel/**Kanüle**, die fest in die biegsame Halterung eingebettet ist,
- einem **Verbindungsschlauch** aus transparentem, biegsamem Kunststoff und
- einem Luer-Lock-Ansatz (mit Schutzhülle) zum **Anschluss** an ein Infusionsbesteck oder an einen Monovettenadapter (S. 43).

Die Nadel befindet sich zum **Schutz in einer Kunsttoffkappe**. Sie wird erst direkt vor dem Einsatz entfernt und darf – um Stichverletzungen zu vermeiden – danach nicht wieder über die Kanüle geschoben werden (sog. Recapping). Butterflies sind steril verpackte Einwegprodukte mit einem Verfallsdatum und einer Öffnungslasche an der Verpackung. Sie tragen CE-Zeichen und sind ebenfalls ein Medizinprodukt.

Blutentnahmeröhrchen

Blutentnahmeröhrchen sind Probenbehältnisse

- zur Entnahme,
- zur kurzfristigen Lagerung,
- zum Transport und
- zur Aufbereitung von Blutproben.

Sie werden umgangssprachlich häufig als „Monovetten“ bezeichnet, obgleich diese Blutentnahmeröhrchen eine bestimmte Bauart haben, die nicht bei allen Blutentnahmeröhrchen gegeben ist.

Blutentnahmeröhrchen bestehen aus transparentem Kunststoff und einem Konus, der mit einem Bajonettverschluss versehen ist. Hier kann ein Adapter angebracht werden, der dann beispielsweise mit einem Butterfly verbunden wird. Das erlaubt, nacheinander mehrere Blutentnahmeröhrchen anzuschließen und zu füllen. Es gibt 2 verschiedene **gebräuchliche Systeme** von Blutentnahmeröhrchen:

Abb. 2.11 Sicherheitskanüle.

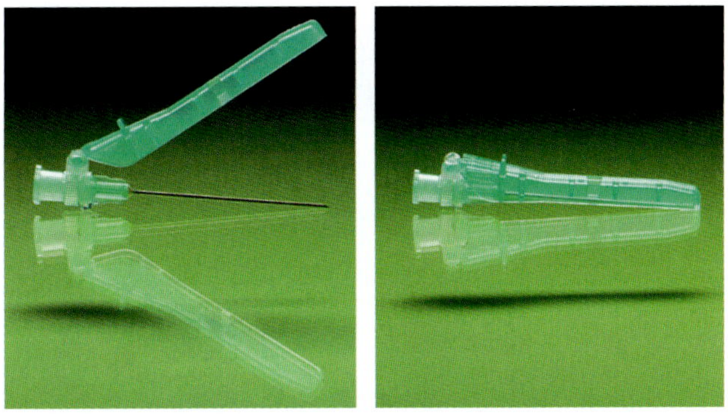

Abb. aus: Sitzmann F. Materialvorbereitung. In: Schewior-Popp S, Sitzmann F, Ullrich L, Hrsg. Thiemes Pflege. 13. Auflage. Thieme; 2017 (Foto: P. Blåfield, Thieme Group)

Abb. 2.12 Butterfly (Flügelkanüle).

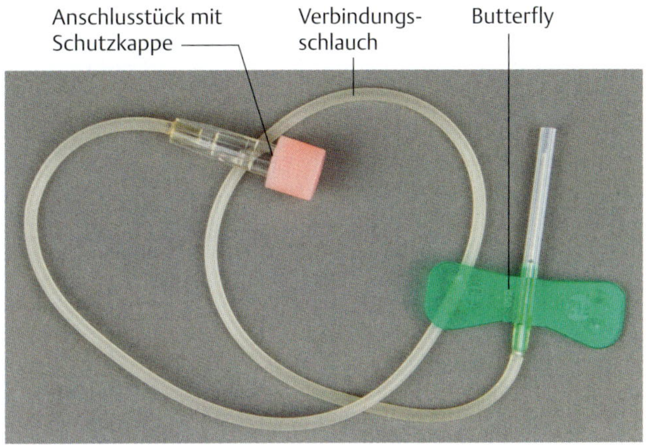

Foto: K. Oborny, Thieme Group

- Blutentnahmeröhrchen mit **Aspirationssystem:**
  - Ihr Aufbau ähnelt dem einer Spritze.
  - Durch Herausziehen des Kolbens entsteht Unterdruck, wodurch Blut eingesaugt wird.
  - Der Kolben kann nach vollständigem Herausziehen an einer Sollbruchstelle abgebrochen werden. Das erleichtert das Versenden, Aufbewahren und die weitere Verwertung (z. B. in einem Reagenzglasständer).
- Blutentnahmeröhrchen mit **Unterdrucksystem** (Vacutainer)
  - Im Blutentnahmeröhrchen herrscht Unterdruck, sodass Blut angesaugt wird.

Für beide Systeme gibt es Röhrchen mit verschiedenen Zusätzen – je nach beabsichtigter Weiterverarbeitung des Blutes. Sie sind normiert und **farbcodiert**, z. B.:

- rot (EDTA-Monovette für ein Blutbild)
- weiß (Serum-Monovette mit Kunststoffkügelchen oder Gel für die Serologie)
- lila (Monovette mit Citrat für BSG)
- grün (Monovette mit Citrat für Quick-Bestimmung u. a.)

Abb. 2.13 Blutentnahmeröhrchen (Monovetten).

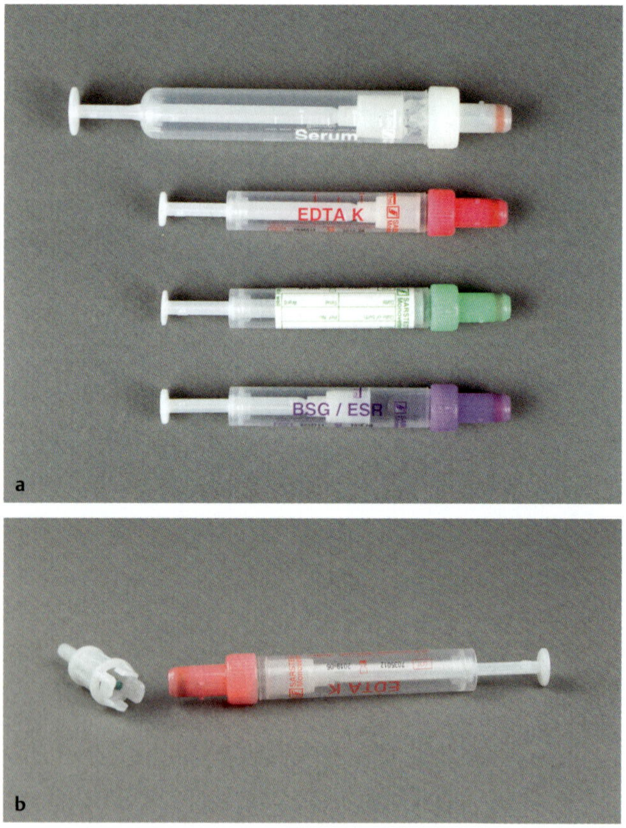

a Verschiedene Blutentnahmeröhrchen.
b Blutentnahmeröhrchen mit Adapter.
Foto: K. Oborny, Thieme Group

Auch Blutentnahmeröhrchen (▸ **Abb. 2.13**) sind Einmalartikel. Sie sind nicht steril verpackt. Auch sie sind ein Medizinprodukt.

Infusionsbesteck

Mit einem Infusionsbesteck (▸ **Abb. 2.14**) können über einen venösen Zugang größere Mengen Flüssigkeit (als Volumensubstitution) oder Medikamente in den Körper eingebracht (infundiert) werden. Das Besteck besteht aus folgenden Elementen:

- Dorn (zum Verbinden mit einer Infusionsflasche)
- Tropfkammer, mit oder ohne Belüftung (zur Überprüfung der Tropfgeschwindigkeit)
- Infusionsschlauch
- Rollklemme (zur Einstellung der Durchlauf-/Tropfgeschwindigkeit)
- Verbindungsstück (z. B. zur Verbindung an den Luer-Lock-Anschluss einer Flügelkanüle (S. 43) oder einer Venenverweilkanüle (S. 44))

Infusionsbestecke sind steril verpackte Einmalartikel. Die Verpackung ist mit einem Verfallsdatum und einer Öffnungslasche versehen und hat ein CE-Zeichen. Wie alle Medizinprodukte ist auch die Herstellung, Qualitätskontrolle und der Vertrieb von Infusionsbestecken durch das Medizinproduktegesetz geregelt. Weiteres Zubehör für die Infusion wird im Abschnitt (Kap. 2.10.2) beschrieben.

Abb. 2.14 Infusionsbesteck.

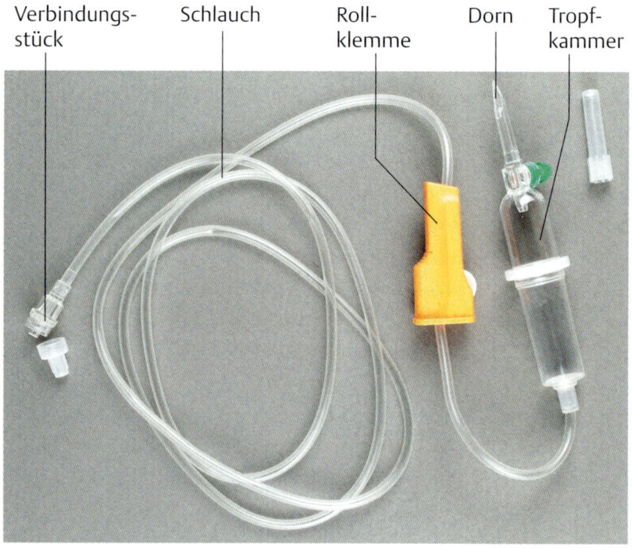

Foto: K. Oborny, Thieme Group

Venenverweilkanüle

Die Venenverweilkanüle (auch „Verweilkanüle“ genannt, s. Kap. Venenverweilkanüle (S. 56)) ist eine Kanüle, die für längere Zeit in einer Vene verbleiben kann, weil sie nicht aus Stahl, sondern Teflon oder Kunststoff besteht, gut fixiert werden kann und Infusionen bei gleichzeitigem Zuspritzen weiterer Medikamente erlaubt (▸ **Abb. 2.15**, ▸ **Abb. 2.16**). Sie ist also v. a. geeignet für die längerfristige oder intensive Anwendung – etwa bei stationären Aufenthalten oder im Notfall.

- In der Praxis oder im Krankenhaus werden Verweilkanülen häufig auch als **Braunüle**, **Flexüle** oder **Viggo** bezeichnet. Dies sind jedoch Markenbezeichnungen unterschiedlicher bekannter Hersteller. Weitere Bezeichnungen für Venenverweilkanülen sind z. B. peripher-venöser Katheter oder Venüle.
- Eine Verweilkanüle besteht aus einer **Stahlkanüle** (auch Stahlmandrin oder Punktionskanüle genannt), die sich in einer flexiblen **Teflonkanüle** befindet (▸ **Abb. 2.18**). Mit dem Stahlmandrin wird punktiert, ihn entfernt man unmittelbar danach. Die Teflonkanüle verbleibt in der Vene.
  Neuere Modelle verfügen über einen sog. **„Safety-Clip“** (▸ **Abb. 2.16**), eine kleine Metallvorrichtung, die sich nach dem Herausziehen des Stahlmandrins automatisch aufklappt. Sie verschließt den Schliff der Nadel und verhindert so, dass man sich damit stechen kann. Zudem kann der Mandrin mit ausgeklapptem Clip nicht mehr in eine Schutzhülle oder nochmals in die Kunststoffkanüle geschoben werden. Ein Recapping ist dadurch unmöglich. An die Verweilkanüle wird über einen sog. Luer-Lock-Anschluss in der Regel ein Infusionsbesteck (▸ **Abb. 2.14**) angeschlossen.
- Auch Verweilkanülen gibt es **in verschiedenen Größen**. Sie sind je nach Durchmesser und Länge und der sich daraus resultierenden Durchflussrate farbkodiert (▸ **Abb. 2.17**).
- Die meisten Verweilkanülen haben an der Oberseite einen mit farbiger Verschlusskappe versehenen **Zugang für eine zusätzliche Injektion** (für sog. „Zuspritzen“).

Abb. 2.15 Venenverweilkanüle.

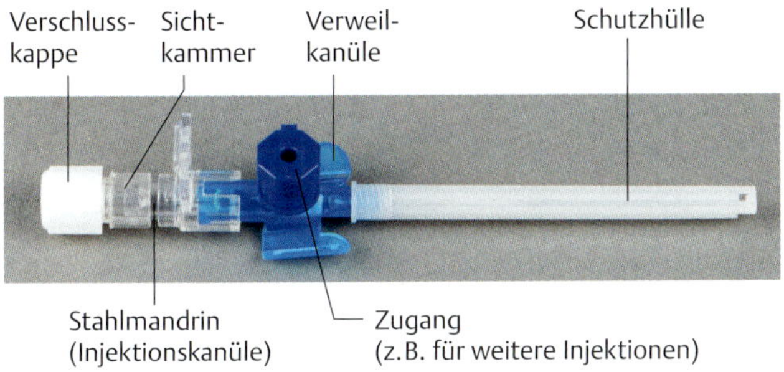

Foto: K. Oborny, Thieme Group

Abb. 2.16 Venenverweilkanüle mit Safety-Clip.

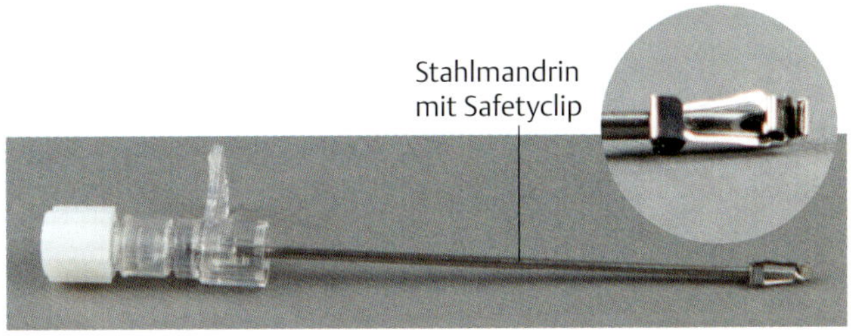

Foto: K. Oborny, Thieme Group

Abb. 2.17 Farbkodierung für Größen von Venenverweilkanülen.

Farbe	Durchmesser (mm und G)	Flussrate (ml/min)
orange	**2,2 – 14 G**	**345**
grau	**1,7 – 16 G**	**210**
grün	**1,3 – 18 G**	**100**
rosa	**1,1 – 20 G**	**60**
blau	**0,9 – 22 G**	**35**
gelb	**0,7 – 24 G**	**22**

Abb. aus: Adams H, Flemming A, Friedrich L, Ruschulte H. Periphervenöser Zugang. In: Adams H, Flemming A, Friedrich L, Ruschulte H, Hrsg. Taschenatlas Notfallmedizin. 3. Auflage. Thieme; 2016

- Wird eine Venenverweilkanüle nicht permanent benötigt, weil beispielsweise nur einmal am Tag eine Kurzinfusion verabreicht werden muss, kann z. B. ein kurzer flexibler Verbindungsschlauch, ggf. mit integriertem Filter angeschlossen und der periphere Venenverweilkatheter (PVK) mit steriler Kochsalzlösung **ohne Heparinzusatz** gespült und geblockt sowie mit einem sterilen Stöpsel verschlossen werden.

> Merke
>
> **Kein Kunststoffmandrin verwenden**
>
> „Auf den Einsatz von Mandrins zum ‚Abstöpseln' einer ruhenden PVK sollte ganz verzichtet werden, weil hier ein erhöhtes Risiko für Patient (Kontamination) und Personal (Blutkontakt) besteht." (RKI 2017)

Auch Venenverweilkanülen sind steril verpackte Einmalartikel und ein Medizinprodukt.

Abb. 2.18 Venenverweilkanüle mit zurückgezogenem Stahlmandrin.

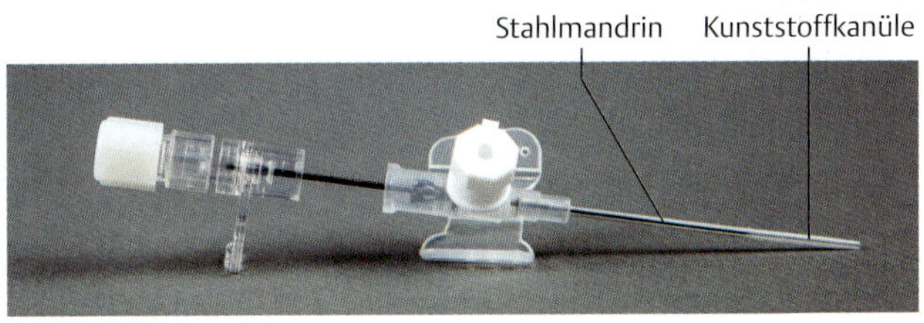

Foto: K. Oborny, Thieme Group

Abb. 2.19 Verschiedene NaCl-Gebinde.

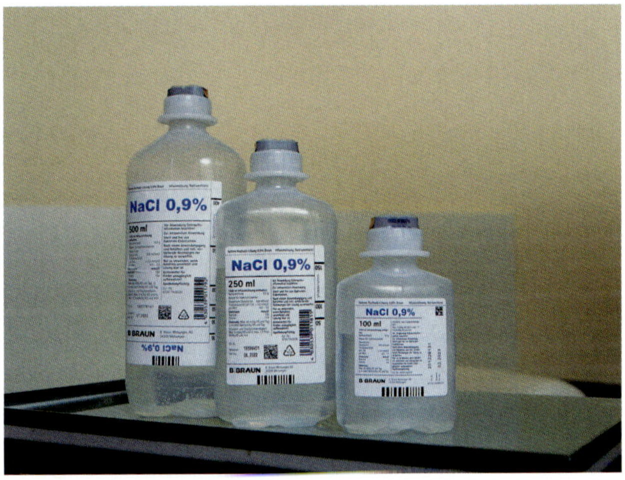

Foto: J. Sengebusch

Infusionslösung

Zur Volumengabe oder zur Verdünnung von Medikamenten wird in der Naturheilpraxis in der Regel eine isotone Kochsalzlösung eingesetzt. Sie besteht aus einer Mischung von 9 g Natriumchlorid (NaCl) auf 1 l Wasser (0,9 %ige Lösung). Die Lösung wird in Kunststoff- oder Glasflaschen in jeweils verschiedenen Größen angeboten (▸ **Abb. 2.19**). Mittlerweile werden fast nur noch Kunststoffflaschen genutzt. Sie haben wesentlich weniger Gewicht und sind auch für eine Druckinfusion (z. B. bei anaphylaktischen Schock) geeignet.

Ampullen mit Injektionslösung

Viele **Arzneimittel zur Injektion** werden als Ampulle (▶ **Abb. 2.20**) zur Verfügung gestellt. Sie bestehen meistens aus Glas, nur selten aus Kunststoff. Häufig wird im Sinne der längeren Haltbarkeit und der qualitativen Absicherung lichtempfindlicher Inhalte **Braunglas** als Lichtschutz verwendet. Der Inhalt der Ampullen ist **steril**.

Fast stets umfasst der Inhalt einer Ampulle eine **Einzeldosis** – also die Menge, die für eine Anwendung notwendig ist. Das Nennvolumen beträgt meist 1, 2, 5, 10, 20 oder 50 ml. Größere Behältnisse sind in der Regel für mehrere Injektionsdosen bestimmt, z. B. 10 Anwendungen, und kommen in der Naturheilpraxis kaum zum Einsatz. Ampullen sind in der Regel mit Injektionslösungen (z. B. Fertigmischungen aus Kochsalzlösung und einem Wirkstoff) befüllt. Sie können aber auch z. B. gefriergetrocknete Wirkstoffe in Pulverform beinhalten, die dann zur Injektion z. B. mit einer NaCl-Lösung aufgelöst werden.

Fazit – Das müssen Sie wissen

Hygiene bei invasiven Maßnahmen

Beachten Sie bei invasiven Maßnahmen die besonderen **Anforderungen an hygienisches Arbeiten**. Wichtige Aspekte sind:

- Überprüfung aller Materialien (u. a. Unversehrtheit, Haltbarkeits-/Verwendbarkeitsdaten)
- sachgerechte Handhabe aller Materialien (z. B. Auspacken, Auf- und Abtragen von Mitteln, Entsorgung)
- Händedesinfektion (Therapeut)
- Hautdesinfektion (Patient)
- Flächendesinfektion (Arbeitsflächen und Spritzentablett)

Desinfektionsmittel, die am Menschen zum Einsatz kommen, müssen vom Verbund für angewandte Hygiene e. V. (VAH) als Arzneimittel zugelassen sein!

Material

Folgende Gegenstände müssen Sie kennen und beschreiben können:

- Spritzentablett
- Nierenschale
- Kanülenabwurfbehälter
- Tupfer
- Stauschlauch
- Venenkissen
- Desinfektionsmittel
- Spritzen
- Kanülen
- Butterfly
- Blutentnahmeröhrchen
- Infusionsbesteck (mit allen zugehörigen Hilfsmitteln)
- Venenverweilkanüle
- Infusionslösung
- Ampulle

Abb. 2.20 Ampulle.

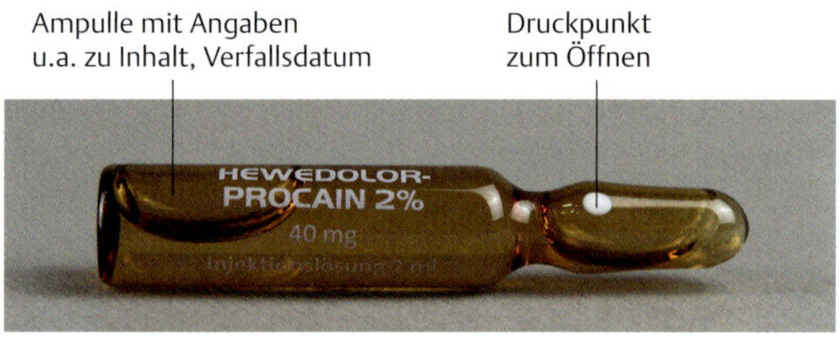

Foto: K. Oborny, Thieme Group

2.6 Blutentnahme

Die Entnahme von Blut zu diagnostischen Zwecken hat einen äußerst hohen Stellenwert – auch in der Naturheilpraxis! Ein überwiegender Teil der Verdachtsdiagnosen, die sich aus Anamnese und körperlicher Untersuchung ergeben, lässt sich allein durch Laboranalysen und/oder bildgebende Verfahren verifizieren. Auch für die Verlaufskontrolle während einer Therapie sind Ergebnisse aus dem Blutlabor häufig unabdingbar.

Lerntipps – Mündliche Prüfung

Wissen zur Blutentnahme = grundlegende Prüfungsvoraussetzung

Möglicherweise denken Sie zu Beginn Ihrer Heilpraktikerausbildung noch gar nicht daran, Diagnosen über ein Labor zu ermitteln – etwa, weil Sie ein Therapieverfahren anstreben, bei dem eine spezifische Anamnese oder eine manuelle Untersuchung in der Befundung einen enorm hohen Stellenwert haben.
Fundiertes Wissen über die Techniken und alle wichtigen Rahmenbedingungen wird jedoch gemäß den Richtlinien vorausgesetzt. Zurecht, denn die Wahrscheinlichkeit, dass Sie mit zunehmender Praxiserfahrung Ihr Handlungsfeld erweitern und auch auf Ergebnisse eines Blutlabors zurückgreifen, ist groß.
Tipp: Üben Sie alle Verfahren (Kapillarblutentnahme, Venenpunktion, venöse Blutentnahme, Injektion und Infusion) eingehend auch praktisch. Sie sollten alle Materialien sicher benennen und handhaben können. Auch wenn nur relativ wenige Gesundheitsämter in der mündlich-praktischen Überprüfung mit dem vorgestellten Material und z. B. einem Übungsarm aufwarten, ist das praktische Training sehr hilfreich: Es erleichtert Ihnen die theoretischen Erklärungen enorm.

Transferbeispiel

Zusammenstellen eines Spritzentabletts

Prüfer: „So, jetzt haben Sie 2 Fälle gelöst und nun kommt noch ein praktischer Teil. Der Kollege neben mir fühlt sich heute etwas schlapp (Grinsen). Bereiten Sie doch einmal eine Vitamin-C-Injektion für ihn vor."
HPA: (überrascht) „Vitamin C kann man aber nicht einfach als Injektion geben!"
Prüfer: „Aha, wie dann?"
HPA: „Man muss das als Infusion geben – mit NaCl verdünnt."
Prüfer: „Richtig. Habe ich gar nicht dran gedacht (Augenzwinkern). Na, dann bereiten Sie DIE doch vor. Wenn Sie sich einmal

umdrehen, da haben wir für Sie ein kleines Labor vorbereitet. Suchen Sie sich da mal heraus, was Sie brauchen."
HPA: (etwas überrascht, weil das „Labor" nur ein Tisch ist, auf dem ziemlich ungeordnet zahlreiche Materialien liegen und der sicher nicht den hygienischen Ansprüchen genügt) „Ähm, o.k., das ist jetzt natürlich kein richtiges Labor, aber wir nehmen das in dieser Situation mal an."
Prüfer nickt.
HPA: „Bevor ich das zusammenstelle, habe ich natürlich eine ausführliche Anamnese gemacht. Es gilt ja immer: Keine Therapie ohne Diagnose. Und davor wasche ich mir die Hände ..."
Prüfer: (unterbricht) „Jaja, ist gut. Wir gehen davon aus, dass das alles passiert ist. Wir möchten nur sehen, was Sie alles zusammenstellen."
HPA: (steht auf und begibt sich zum „Labor") „O.k., ich stelle mir also ein Spritzentablett zusammen mit allem, was ich benötige. Die Fläche, auf der ich das mache, muss ich aber auch zunächst desinfizieren. Dazu benutze ich einen Schaum ..."
Prüfer: (unterbricht erneut) „Jaja, auch gut. Nehmen wir an, das ist alles schon passiert."
HPA: „Ich benötige das Tablett (halb verunsichert grinsend). Ist auch schon desinfiziert."
Prüfer: (lacht) „Ja, machen Sie nur."
HPA nimmt aus 2 Kartons mit Materialien das, was er benötigt.
Prüfer: „Bitte benennen Sie alles korrekt, was Sie auf dem Tablett anrichten."
HPA folgt der Anweisung und stellt korrekt kommentiert und komplett die Materialien zusammen.
Prüfer: „Und jetzt? Können Sie das denn praktisch – eine Infusion anlegen?"
HPA: (erneut irritiert) „Natürlich."
Prüfer: „Na, dann reicht uns das an dieser Stelle schon. Wir wollten nur wissen, dass Sie mit allem vertraut sind und nicht einen Dorn als „Dingsda" bezeichnen und mit einer Spritze verwechseln. Danke, setzen Sie sich doch wieder."

Eventuelle personenbezogene Daten fiktiv, Fallbeispiel frei erfunden.

2.6.1 Kapillarblutentnahme

Untersuchungen mit Kapillarblut

Blut muss nicht in jedem Fall aus der Vene entnommen werden. Es kann auch aus Kapillaren gewonnen werden; die Anwendungsgebiete sind jedoch in der Heilpraktikerpraxis sehr beschränkt. Es wird v. a. **genutzt zur**

- spontanen Blutzuckerbestimmung (siehe auch Lernmodul 14 „Hormone und Stoffwechsel")
- Bestimmung des Hämoglobinwertes
- Leukozytenauszählung

Im externen Labor findet Kapillarblut auch Anwendung in der Diagnostik bei Verdacht auf weitere Stoffwechselerkrankungen oder Nahrungsmittelunverträglichkeiten. Oft werden hier Schnelltests mit Teststreifen eingesetzt. Besondere **Vorteile** bietet die Kapillarblutentnahme dort, wo nur kleine Blutmengen zur Verfügung stehen oder der Zugang zu Venen erschwert ist: z. B. bei Säuglingen, Kindern, älteren Menschen und Notfallpatienten.

Unterschied zwischen Kapillarblut und Venenblut

Das Blut, das aus Venen entnommen wird, unterscheidet sich von dem, das aus Kapillaren entnommen wird. Die Konzentration von bestimmten Stoffen ist im Kapillarblut **größeren Schwankungen** ausgesetzt. Die ermittelten Messwerte sind deswegen tendenziell weniger aussagekräftig.

Kontraindikationen und Komplikationen

Die Punktion von Kapillaren ist ganz erheblich risikoärmer als die venöse Entnahme. Echte Kontraindikationen gibt es hier deshalb nicht. Dennoch kann es insbesondere bei unzureichender Desinfektion zu **geringfügigen entzündlichen Reaktionen** kommen. Diese sind jedoch lokal, nicht gravierend und rasch flüchtig. Verunreinigungen nach der Punktion sollten vermieden werden, z. B. durch einen aufgeklebten Wundschnellverband („Pflaster").

Entnahme von Kapillarblut

Kapillarblut wird nicht mit einer Kanüle entzogen. Vielmehr wird die Haut mit einer scharfen sterilen Lanzette so eingestochen, dass ein Bluttropfen austritt, der dann z. B. mit einem **Teststreifen** abgetragen wird. Vielfach werden auch sog. **Stechhilfen** (▶ **Abb. 2.21**) eingesetzt, die wie ein „Schießapparat" funktionieren. Dabei ist die Einstichtiefe der Einmallanzette vorab einstellbar. Sie eignet sich besonders für weniger routinierte Untersucher.

Punktionsorte

Geeignete Orte zur kapillaren Blutentnahme sind in der Regel **gut durchblutete Körperbereiche** wie die seitliche Fingerbeere oder das Ohrläppchen, u. U. auch die Ferse. Bei der Entnahme aus der Fingerbeere ist zu bedenken, dass die Haut an den Händen u. a. durch mechanische Belastung verändert wird. So kann z. B. bei Handwerkern oder Gitarristen eine Hand oder beide Hände

Abb. 2.21 Stechhilfe.

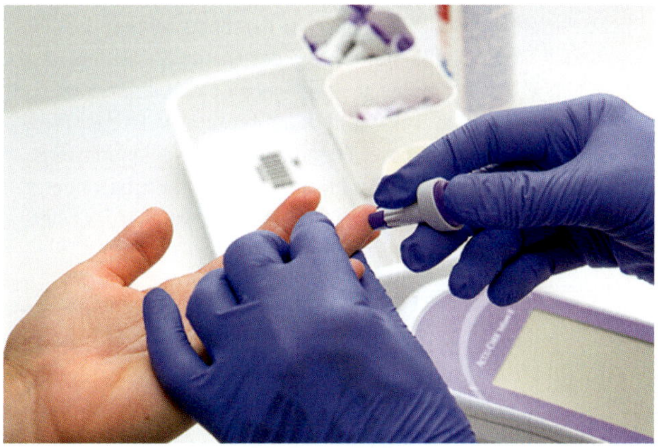

Abb. aus: Fischer M, Osterbrink B, Pöhler N, Schöning D. Blutzuckermessung. In: Schewior-Popp S, Sitzmann F, Ullrich L, Hrsg. Thiemes Pflege. 15. Auflage. Thieme; 2020 (Foto: K. Oborny, Thieme Group)

und deren Finger mehr Hornhaut entwickeln. Dies erschwert unter Umständen das Anstechen der gewünschten Stelle, verursacht oft mehr Schmerzen und beeinträchtigt das Empfinden nach der Entnahme für eine gewisse Zeit. Der **Ringfinger** der weniger eingesetzten Hand eignet sich in diesem Fall am besten. Es wird am besten an der zum Kleinfinger gerichteten Seite der Fingerbeere punktiert.

Materialbedarf

Zur **kapillaren Blutentnahme** stellt man ein Spritzentablett zusammen mit folgenden Materialien:

- Hautdesinfektionsmittel oder sterile Einmal-Alkoholtupfer
- Einmalhandschuhe zum Eigenschutz
- Ggf. eine Warmwasserkompresse (WärmePad) oder eine durchblutungsfördernde Creme oder Salbe (zur Förderung der Durchblutung der Punktionsstelle)
- steril verpackte Einmallanzetten oder Stechhilfe mit sterilisierten Einmallanzetten
- Träger/Behälter zur Aufnahme des Blutes (je nach Untersuchung z. B. ein Blutzuckermessgerät mitsamt Teststreifen, Objektträger für die Leukozytenzählung, Glaskapillare für die Hämoglobinbestimmung)
- sterilisierte Tupfer oder sterile Alkoholtupfer
- Wundschnellverband (Pflaster)
- Nierenschale (zur Ablage und späteren Entsorgung der Verbrauchsmaterialien)
- Kanülenabwurfbehälter (zur Entsorgung der Lanzette)

Alle Materialien müssen auf Unversehrtheit, Verfallsdaten usw. geprüft und ggf. ausgetauscht werden.

! Cave

Blutentnahme

Sie dürfen kein Blut entnehmen, wenn Sie damit eine Erkrankung nachweisen möchten, die Sie als Heilpraktiker nicht behandeln dürfen, also alle im IfSG genannten Erkrankungen und dort gelistete auslösende Erreger.

HP-Praxis

Kontamination durch Stechhilfen

Beim Einsatz von sog. Stechhilfen ist darauf zu achten, dass Infektionen durch eine Kontamination des Geräts vermieden werden. Einige Geräte sind nicht sicher gegen eine Verunreinigung im Innern geschützt, was mit Blick auf bestimmte Erreger (z. B. Virushepatitis B – bei dieser Erkrankung ist das Infektionsrisiko nach einer Nadelstichverletzung am größten) von besonderer Bedeutung ist. Bei der Auswahl der Stechhilfe ist also das Übertragungsrisiko sorgfältig abzuwägen.

HP-Praxis

Durchführung der Kapillarblutentnahme

- Vergewissern Sie sich, dass der Patient mit der Entnahme **einverstanden** ist (Kap. 2.3).
- Bereiten Sie die notwendigen Materialien auf einem desinfizierten **Spritzentablett** vor.
- **Hyperämisieren** (S. 49) Sie den Bereich der Einstichstelle.
- **Desinfizieren** Sie die Haut über der Punktionsstelle großflächig. Empfohlen wird dazu der Gebrauch von sterilen Einmal-Alkoholtupfern. Achten Sie darauf, die Haut nach der Desinfektion nicht mehr zu berühren. Desinfizieren Sie mit einem Hautdesinfektionsmittel, beachten Sie die Einwirkzeit und wischen Sie anschließend mit einem sterilisierten Tupfer oder sterilen Alkoholtupfer einmal über die Punktionsstelle.
- Ziehen Sie Handschuhe an.
- Entnehmen Sie die **sterile** Lanzette vorschriftsmäßig der Verpackung oder bereiten Sie die Stechhilfe vor.
- **Stechen** Sie die Lanzette zügig etwa 1–3 Millimeter tief ein und ziehen Sie sie umgehend wieder zurück oder setzen Sie die Stechhilfe auf und betätigen Sie den Auslöser.
- Durch die Punktion werden Kapillaren verletzt, sodass Blut austritt und sich an der Punktionsstelle sammelt. Dieses Kapillarblut wird sogleich auf einen Teststreifen bzw. ein Testgerät aufgebracht oder mit einer Glas- oder Messkapillare **aufgenommen** (▶ **Abb. 2.22**). Optimal ist es, wenn das erste austretende Blut mit der Kante eines sterilisierten Trockentupfers aufgenommen und verworfen werden kann und der zweite Tropfen verwertet wird. Bei vielen Patienten tritt jedoch so wenig Blut aus, ist die „Ausbeute" also so gering, dass diese Maßnahme entfallen muss.
- **Komprimieren** Sie die Punktionsstelle nach der Entnahme mit einem sterilisierten Tupfer. Hierbei kann der Patient selber mithelfen.
- **Sichern** Sie das gewonnene Blut bzw. führen Sie die Messung durch.
- **Entsorgen** Sie den Abfall sachgerecht und desinfizieren Sie Spritzentablett und Nierenschale.
- **Dokumentieren** Sie die Maßnahme.

Abb. 2.22 Kapillarblutentnahme mithilfe einer Glaskapillare.

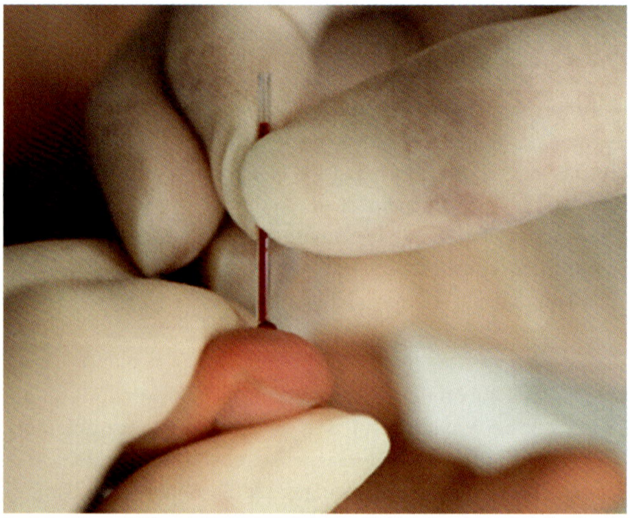

Abb. aus: Schewior-Popp S, Sitzmann F, Ullrich L, Hrsg. Thiemes Pflege. 12. Auflage. Thieme; 2012

HP-Praxis

Vor der Punktion die Durchblutung fördern

Nicht selten stößt man in der Praxis auf das Problem, dass nach der Punktion zu wenig Kapillarblut für eine Verwertung austritt. Hier kann eine vorausgehende Hyperämisierung Abhilfe schaffen. Die Durchblutung können Sie fördern durch:

- leichte Massage der Fingerbeere; **Achtung**: Quetschen Sie den Punktionsbereich auf keinen Fall.
- Auftragen einer durchblutungsfördernden Salbe oder Creme
- Auflage einer Warmwasserkompresse (WärmePad) oder Eintauchen der Hand oder des Fußes in ein Warmwasserbad
- Aufforderung des Patienten, die Finger mehrfach zu spreizen.
- Aufforderung des Patienten, den Arm herunterhängen zu lassen und zu „pumpen" (wiederholter Faustschluss); Achtung: Diese Maßnahme unbedingt vermeiden, wenn im Anschluss eine Blutentnahme zur Elektrolytbestimmung erfolgen soll, da „das Pumpen" zur Verfälschung der Messwerte führen kann!

Einstichstelle nicht drücken und quetschen

- Entgegen leider häufiger Gewohnheit in vielen Praxen und Kliniken dürfen Sie die Einstichstelle nicht quetschen oder versuchen, durch Druck in Richtung Punktionsstelle den Blutaustritt zu forcieren!
- Durch diese Maßnahmen können Erythrozyten beschädigt werden; zudem wird die Austrittsmenge von Lymph- und Gewebeflüssigkeit erhöht. Beides kann zu verfälschten Untersuchungsergebnissen führen.

Fazit – Das müssen Sie wissen

Entnahme von Kapillarblut

Blut kann zu diagnostischen Zwecken auch aus Kapillaren gewonnen werden. Die Anwendungsgebiete beschränken sich in der HP-Praxis jedoch auf:

- spontane Blutzuckerbestimmung
- Bestimmung des Hämoglobinwertes
- Leukozytenauszählung

Die Konzentration von bestimmten Stoffen ist im Kapillarblut größeren Schwankungen ausgesetzt und die ermittelten Messwerte sind deswegen tendenziell **weniger aussagekräftig**.
Die Punktion von Kapillaren ist ganz erheblich risikoärmer als die venöse Entnahme. Bei der Kapillarblutentnahme wird die Haut mit einer scharfen sterilen **Lanzette** so eingestochen, dass ein Blutstropfen austritt, der dann z. B. mit einem **Teststreifen** abgetragen wird. Vielfach werden auch sog. Stechhilfen eingesetzt, die wie ein „Schießapparat" funktionieren. Bevorzugte Entnahmeorte sind die seitliche **Fingerbeere** oder das **Ohrläppchen**.

2.6.2 Venöse Punktion und Blutentnahme

Besondere Anforderungen bei der Venenpunktion und venösen Blutentnahme

Zur Wahrung der Sorgfaltspflicht bei der venösen Punktion muss man

- vorab eine ausführliche Anamnese durchführen und dabei insbesondere nach Allergien, bekannten Erkrankungen, Medikation sowie nach Infektionskrankheiten fragen.
- für die Auswahl des zu punktierenden Gefäßes über die entsprechenden **anatomischen Kenntnisse** verfügen.
- ausreichende Kenntnis der richtigen **Venenpunktionstechniken** haben.
- das applizierte **Arzneimittel genau kennen** (s. u.).
- auch über **Kontraindikationen** und mögliche Komplikationen Bescheid wissen und wissen, wie man sich **im Falle von Komplikationen richtig zu verhalten** hat.
- Vorgaben und Empfehlungen zur **Hygiene** der KRINKO, der TRBA 250 und ggf. weitere gesetzliche Verordnungen kennen und einhalten. Dazu muss man die notwendigen Rahmenbedingungen und Materialien bereitstellen können.
- im Fall von Injektionen und Infusionen das **Medizinproduktegesetz**, das **Arzneimittelgesetz** und ggf. **Anzeigepflichten** gegenüber der Bezirksregierung oder des zuständigen Gesundheitsamts beachten.
- Sorge tragen, dass keine weiteren Personen (z. B. andere Patienten, Mitarbeiter) gefährdet werden, beispielsweise dadurch, dass sie mit kontaminiertem Blut oder spitzen Utensilien in Berührung kommen.
- Dem Patienten ggf. zuvor mitteilen, dass er **zur Blutentnahme nüchtern** sein muss und/oder **davor bestimmte Medikamente nicht einnehmen** darf.

! Cave

Intravenöse Arzneimittelapplikation

Zur Wahrung der Sorgfaltspflicht bei der venösen Punktion muss man das **Arzneimittel**, das man intravenös verabreichen möchte, **genau kennen** (Inhaltsstoffe, deren Wirkung, mögliche Nebenwirkungen und Wechselwirkungen, ob man den Wirkstoff überhaupt intravenös injizieren darf, ob der Wirkstoff eventuell nur verdünnt verabreicht werden darf).

Folgende **Komplikationen** sind bei einer Venenpunktion möglich:

- Die Vene kann bei der Punktion durchstoßen werden, was zu Hämatomen führen kann.
- Durch eine falsche Punktion können Nerven verletzt werden.
- Es kann eine Arterie statt einer Vene punktiert werden.
- Eine Fehlpunktion kann zudem zu Schmerzen führen.
- Durch die Punktion können Keime in den Körper gelangen, die zu Infektionen führen.

Geeignete Venen für die Punktion

Für die intravenöse Injektion werden in der Regel die Venen an den **Ellenbeugen** (V. cephalica, V. mediana cubiti), den **Unterarmen** (V. basilica, V. cephalica) oder an den **Handrücken**

(► **Abb. 2.23**) gewählt. Die Venen der Fußrücken werden nur in Ausnahmefällen punktiert.

Um die **Venenfüllung zu verbessern**, können Sie den Unterarm des Patienten unmittelbar vor der Punktion von distal nach proximal ausstreichen oder leicht mit Ihrem Handteller beklopfen. Die Gefäßdarstellung wird auch verbessert, indem der Patient für einige Sekunden den gewählten Arm nach unten hält und die Finger spreizt.

Merke

„Pumpen" und „Stauen"

Vermeiden Sie es, die Venendarstellung zu verbessern, indem Sie den Patienten mehrmals hintereinander die Hände zu Fäusten schließen lassen. Die Muskelkontraktion kann dazu führen, dass die **Magnesium- und Kalium-Serumwerte verfälscht** werden! Achten Sie auch darauf, insgesamt nicht länger als 1 Minute zu stauen! Eine zu lange Stauung kann zur **Verfälschung von Blutwerten (z. B. Kalium, LDH)** und zu einer lokalen **Hämolyse** führen. Dasselbe gilt bei der Blutentnahme, wenn zu rasch aspiriert wird.

Abb. 2.23 Für die Punktion geeignete Venen.

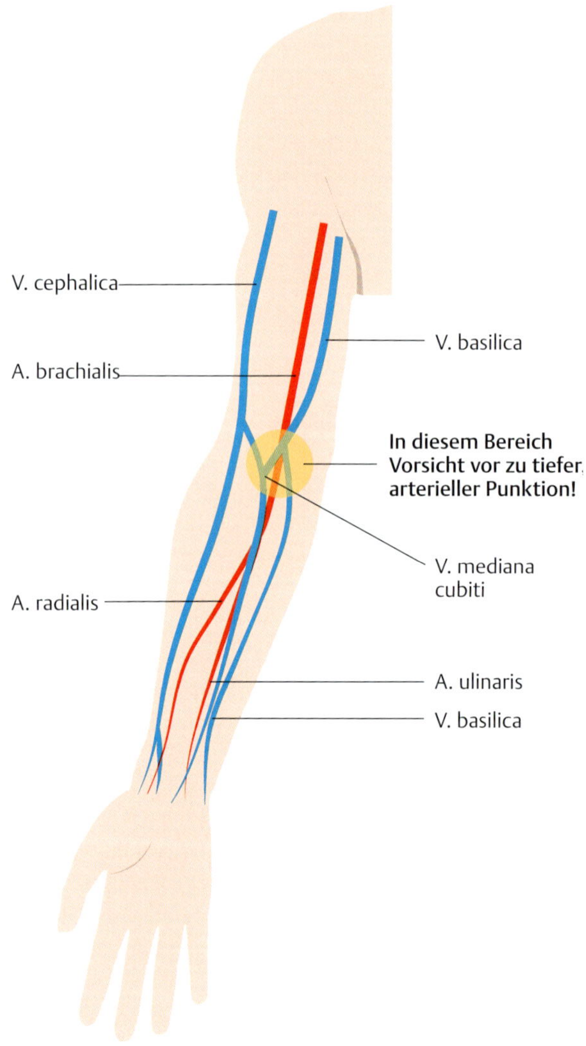

Abb. aus: © teamWerk, Stuttgart. In: Sengebusch J, Herzog M. Intensivtraining körperliche Untersuchung und Diagnostik für Heilpraktiker. Haug; 2021

Materialien für die Venenpunktion zur Blutentnahme

Für die Venenpunktion und die anschließende Blutentnahme wird ein Tablett mit allen benötigten Utensilien vorbereitet. Dabei trägt der Untersuchende Handschuhe.

Zuvor wird die Arbeitsfläche, auf der die benötigten Utensilien ggf. ablegt werden, sowie das Tablett mit einem dafür zugelassenen **Flächendesinfektionsmittel** desinfiziert. Dabei ist die vom Hersteller angegebene Einwirkzeit des Mittels zu beachten. Auf einem Tablett werden folgende **Materialien** bereitgestellt (► **Abb. 2.24**):

- passende latex- und puderfreie Einmalhandschuhe
- die für die gewünschten Laboruntersuchungen notwendigen Blutentnahmeröhrchen
- eine Blutentnahmekanüle oder ein Butterfly mit passendem Adapter
- ein VAH-gelistetes Haut- und Händedesinfektionsmittel
- ein Stauschlauch
- sterilisierte Tupfer oder sterile (Einweg-)Alkoholtupfer
- Materialien für einen Kompressionsverband
- ein Spritzenabwurfbehälter und eine Nierenschale zur Ablage für Verpackungen und gebrauchte Materialien
- ein Lagerungskissen

Die Patientenunterlagen müssen möglichst ohne Verzug greifbar sein, damit eine sorgfältige Dokumentation gewährleistet ist. Zudem muss im Anschluss an die Maßnahme die umgehende sachgerechte Entsorgung bzw. Säuberung aller Materialien möglich sein.

Hilfsmittel zur Venenpunktion und Blutentnahme. Als Hilfsmittel zur Blutentnahme stehen Blutentnahmekanülen und -röhrchen zur Auswahl. Sie dienen der Aufnahme des Blutes und z. B. der Weitergabe an ein externes Labor.

Abb. 2.24 Für die Venenpunktion zur Blutentnahme benötigte Materialien.

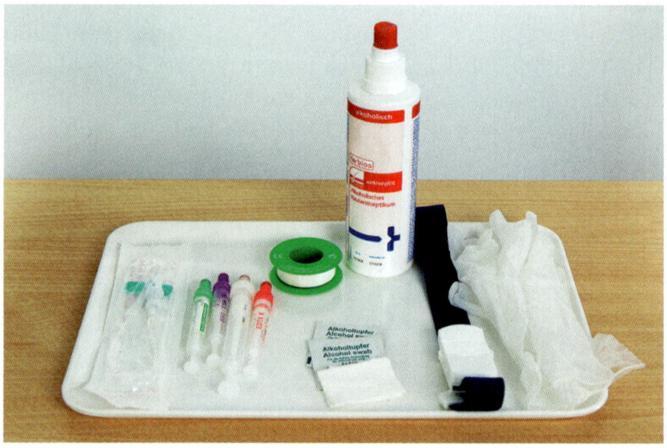

Foto: K. Oborny, Thieme Group

HP-Praxis

Vorbereitung der Blutentnahme

- Nehmen Sie eine **hygienische Händedesinfektion** vor, bevor Sie steriles Material auspacken.
- Öffnen Sie die Verpackung der **Blutentnahmekanüle**. Öffnen Sie Verpackungen grundsätzlich an der dafür vorgesehenen Stelle und in der vorgesehenen Art, drücken Sie sie also niemals durch den Blister.
- Entnehmen Sie die Kanüle der Packung und verbinden Sie sie über den Adapter mit dem Probeentnahmesystem, dem **Blutentnahmeröhrchen**. Belassen Sie die Schutzkappe in jedem Fall auf der Nadel!

Lokalisation der Punktionsstelle

- Inspizieren Sie die Arme des Patienten auf mögliche **Kontraindikationen** für eine Venenpunktion. Dazu zählen ein Lymphödem, ein Shunt für die Dialyse, Lähmungen, Spasmen sowie sichtbare Hautveränderungen (Entzündungen, Ödeme, Ekzeme etc.).
- Legen Sie unter den für die Punktion gewählten Arm ein **Lagerungs- oder Venenkissen**.
- Legen Sie am Oberarm des Punktionsarms einen **Stauschlauch** an. Achten Sie darauf, dass die Zugvorrichtung und der Verschlussmechanismus am Stauschlauch möglichst nach lateral zeigen Das erleichtert Ihnen die Handhabung und ist für den Patienten angenehmer.
- **Stauen** Sie das Blut, indem Sie die Zugvorrichtung anziehen und dadurch die Venen komprimieren. Achten Sie darauf, keine Hautfalten einzuklemmen. Legen Sie dazu einen Finger zwischen den Stauschlauch und den Arm des Patienten, während Sie den Stauschlauch anziehen.
- Fühlen Sie den **Radialispuls**. Ist er tastbar, haben Sie die Venen gestaut. Ist er nicht tastbar, ist die Kompression zu stark und Sie haben zusätzlich die Arterie komprimiert. Lockern Sie den Stauschlauch in diesem Fall, bis der Puls wieder tastbar ist.
- **Inspizieren** Sie nun die Arme des Patienten. Achten Sie auf gut sichtbare Venen am Unterarm und am Handrücken.
- Die Venen an Arm und Hand zeichnen sich durch die Stauung deutlich unter der Haut ab. Bestimmen Sie durch Sichtbefund und Palpation die am stärksten gefüllte Vene. Sie ist die für eine Punktion am besten geeignete. Im Zweifelsfall ist es wichtiger, eine Vene gut tasten zu können. Dies ist zuverlässiger als der Sichtbefund. Merken Sie sich die **Punktionsstelle**.
- Lockern Sie den Stauschlauch.

Desinfektion

- Führen Sie dann die hygienische Händedesinfektion durch.
- **Desinfizieren** Sie die Haut über der Punktionsstelle großflächig. Empfohlen wird dazu der Gebrauch von sterilen Einmal-Alkoholtupfern.
- Achten Sie darauf, die Haut nach der Desinfektion nicht mehr zu berühren. Die Haut darf auch nicht durch Berührung mit dem Stauschlauch oder einem Kleidungsstück kontaminiert werden; Sie müssten die Hautdesinfektion ansonsten wiederholen.

Siehe ► **Video 2.1** zur Blutentnahme.

Video

Video 2.1 Punktion und Blutentnahme.

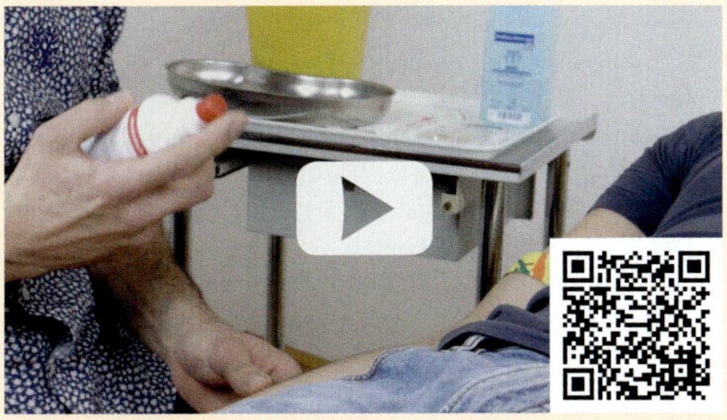

Video aus: © teamWerk, Stuttgart. In: Sengebusch J, Herzog M. Intensivtraining körperliche Untersuchung und Diagnostik für Heilpraktiker. Haug; 2021

HP-Praxis

Blutentnahme mit einer Blutentnahmekanüle und Blutentnahmeröhrchen

Vorbereitung

- Bereiten Sie die Blutentnahme (S. 51) wie beschrieben vor. Wenn Sie mehrere Blutentnahmeröhrchen befüllen möchten, legen Sie alle griffbereit.
- Bereiten Sie die venöse Punktion (S. 51) wie beschrieben vor.
- Ziehen Sie jetzt Einmalhandschuhe an.
- Ziehen Sie erneut den Stauschlauch an.
- Nehmen Sie das vorbereitete **Blutentnahmeröhrchen** mit der verbundenen **Kanüle** in die Hand, mit der Sie punktieren möchten. Entfernen Sie die Schutzkappe der Kanüle mit der anderen Hand.

Punktieren der Vene

- Punktieren Sie die Vene zügig in Richtung des Venenverlaufs.
- Stechen Sie mit der Kanüle mit nach oben zeigendem Anschliff in einem Winkel von ca. 30° in die Haut.
- Schieben Sie die Kanüle vorsichtig in die Vene.
- Ziehen Sie den Kolben des Blutentnahmeröhrchens leicht zurück. Aspirieren Sie dabei dunkles Blut, ist das ein Zeichen dafür, dass die Kanüle richtig in der Vene liegt.
- **Aspirieren** Sie die gewünschte Blutmenge **langsam**. Durch zu schnelles Aspirieren können Erythrozyten platzen.

Wechsel des Blutentnahmeröhrchens

- Für den Wechsel des Blutentnahmeröhrchens halten Sie mit einer Hand den Adapter am Ansatzstück fest.
- Drehen Sie das Röhrchen gegen den Uhrzeigersinn und lösen Sie es damit aus dem Ansatzstück heraus.
- Setzen Sie das nachfolgende Blutentnahmeröhrchen auf und verbinden Sie es mit dem Ansatzstück, indem Sie es im Uhrzeigersinn eindrehen.
- Öffnen Sie den Stauschlauch erst, wenn Sie mit der Blutentnahme fertig sind.

Entfernen der Butterfly-Kanüle

- Legen Sie zum Entfernen der Butterfly-Kanüle eine Kompresse auf die Punktionsstelle und ziehen Sie die Kanüle rasch aus der Vene.
- Legen Sie die Butterfly-Kanüle in eine dafür bereitgestellte Nierenschale.
- Drücken Sie einen Tupfer kräftig für ca. 2 Minuten auf die Punktionsstelle und stoppen Sie so die Blutung.
- Wenn die Blutung steht, kleben Sie einen **Kompressionsverband** auf die Punktionsstelle.
- **Entsorgen Sie die Kanüle** sachgemäß in einem Kanülenabwurfbehälter.

Zum Schluss

- **Entsorgen** Sie gebrauchte Verpackungen und Materialien im Praxismüll.
- Vergessen Sie nicht, alle Vorgänge zu **dokumentieren**.

! Cave

Recapping ist verboten!

Die Schutzkappe nicht wieder auf die Kanüle stecken, Sie könnten sich dabei verletzen.

Fazit – Das müssen Sie wissen

Venenpunktion

Eine Venenpunktion zur venösen Blutentnahme zu diagnostischen Zwecken bedarf einer **besonderen Wahrung der Sorgfaltspflicht**. Sie müssen beachten: **anatomische** Situation der Einstichstellen, Besonderheiten der **Venenpunktionstechnik**, strikte **Hygienemaßnahmen**, Kenntnis der **Komplikationen** und ggf. entsprechender Maßnahmen, rechtliche Aspekte wie **Aufklärungspflicht** und die sachgerechte **Entsorgung** bzw. **Reinigung** genutzter Materialien.

Für die intravenöse Injektion punktieren Sie in der Regel die Venen an den **Ellenbeugen** (V. cephalica, V. mediana cubiti), den **Unterarmen** (V. mediana basilica, V. cephalica) oder an den **Handrücken**. Die Venen der Fußrücken werden nur in Ausnahmen punktiert.

Die **Venendarstellung** lässt sich verbessern durch Ausstreichen, leichtes Beklopfen oder Fingerbewegungen des Patienten. Vermeiden Sie zu langes Stauen und wiederholtes Faustschließen des Patienten. Hierbei kann es zu Verfälschungen von Messwerten oder zur lokalen Hämolyse kommen.

Vor der Venenpunktion müssen Sie sorgfältig und komplett ein **Spritzentablett** zusammenstellen.

Alle Maßnahmen müssen gewissenhaft **dokumentiert** werden.

2.7 Intravenöse Injektion (i. v.)

2.7.1 Allgemeines

Definition

Intravenöse Injektion

Bei einer intravenösen Injektion (Kurzform: i. v.-Injektion) wird über eine Kanüle ein dafür geeignetes flüssiges Arzneimittel oder Volumen (NaCl-Lösung) in eine Vene eingebracht. Bevorzugte Einstichstellen sind die Venen an Handrücken, Unterarm oder Ellenbogengelenk.

Bei der intravenösen Injektion spritzt man einen Wirkstoff in eine Vene und bringt ihn so unter Umgehung des Verdauungstrakts direkt in den Blutkreislauf ein. Das hat den Vorteil, dass er durch Verdauung und Stoffwechselprozesse nicht verändert und dadurch seine Wirkung eingeschränkt wird. Zudem kann er fast unmittelbar resorbiert werden, sodass die Wirkung sehr schnell einsetzt.

Merke

Komplikationen bei Injektionen

Bedenken Sie mögliche Komplikationen: Die Injektion kann zu allergischen Reaktionen führen, zu einer aseptischen und septischen Entzündung und einer aseptischen Nekrose sowie zu Paravasaten bei Fehlinjektion des Arzneimittels (die Flüssigkeit fließt in das umgebende Gewebe anstatt in die Vene; die Stelle schwillt an, wird rot und es kommt zu Missempfindungen bis hin zu Schmerzen). Beachten Sie alle o. g. rechtlichen und hygienischen Hinweise sowie die grundsätzlichen Anmerkungen zur Auswahl des zu punktierenden Gefäßes.

2.7.2 Vorgehen und Ablauf

Materialien für die Venenpunktion und Injektion

Zunächst werden auf einem Tablett die benötigten Utensilien vorbereitet. Vorab müssen die Arbeitsfläche, auf die die benötigten Utensilien ablegt werden, sowie das Spritzentablett mit einem dafür zugelassenen Flächendesinfektionsmittel desinfiziert werden. Dabei ist die vom Hersteller angegebene Einwirkzeit des Desinfektionsmittels zu beachten. Bei diesem Arbeitsgang müssen Einweghandschuhe getragen werden. Auf dem Tablett werden folgende **Materialien** (▶ **Abb. 2.25**) bereitgelegt:

- passende latex- und puderfreie Einmalhandschuhe
- eine geeignete Spritze mit ausreichendem Fassungsvermögen
- eine großlumige Aufziehkanüle und eine für die intravenöse Injektion geeignete Kanüle (Größe 1 oder 2)
- ein VAH-gelistetes Haut- und ein entsprechendes Händedesinfektionsmittel
- ein Stauschlauch
- sterilisierte Tupfer oder sterile (Einweg-)Alkoholtupfer
- Materialien für einen Kompressionsverband
- das für die Injektion vorgesehene Medikament
- ein Abwurfbehälter und eine Nierenschale zur Ablage von Verpackungen und gebrauchte Materialien
- ein Lagerungskissen für den Arm

Abb. 2.25 Spritzentablett zur i. v.-Injektion.

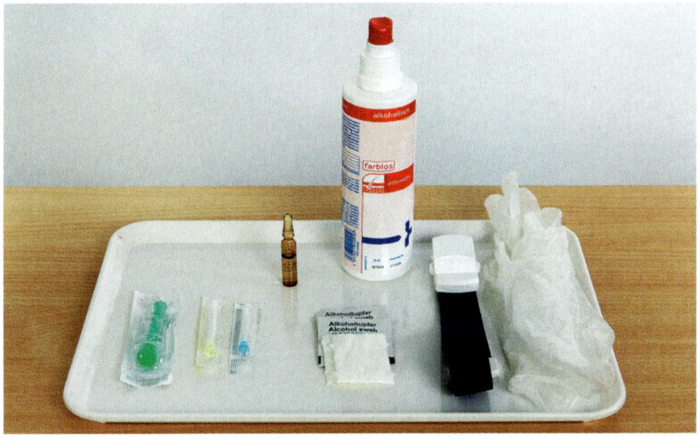

Foto: K. Oborny, Thieme Group

HP-Praxis

Vorbereiten einer intravenösen Injektion

Die Vorbereitung einer i. v.-Injektion wird in ▶ **Video 2.2** gezeigt.

Durchführung einer intravenösen Injektion

- **Öffnen** Sie die Verpackungen der Spritze und Kanülen. Öffnen Sie Verpackungen grundsätzlich an der dafür vorgesehenen Stelle und in der vorgesehenen Art, drücken Sie sie also niemals durch den Blister.
- **Belassen** Sie die Schutzkappen der Kanülen in jedem Fall auf der Nadel.
- Sie benötigen eine Kanüle für das **Aufziehen** des Ampullenpräparats und eine weitere für die **Injektion.**
- Achten Sie beim Wechseln der Kanülen sorgfältig darauf, dass Sie den Spritzenkonus und den Kanülenansatz **nicht** mit den Fingern berühren oder dass diese Stellen anderweitig kontaminiert werden.
- Setzen Sie als Nächstes die **Aufziehkanüle** auf die Spritze, ohne die Schutzhülle zu entfernen.
- Legen Sie anschließend die vorbereitete Spritze mit der Kanüle **zurück** auf das Spritzentablett.

Video

Video 2.2 Vorbereitung einer i. v.- Injektion.

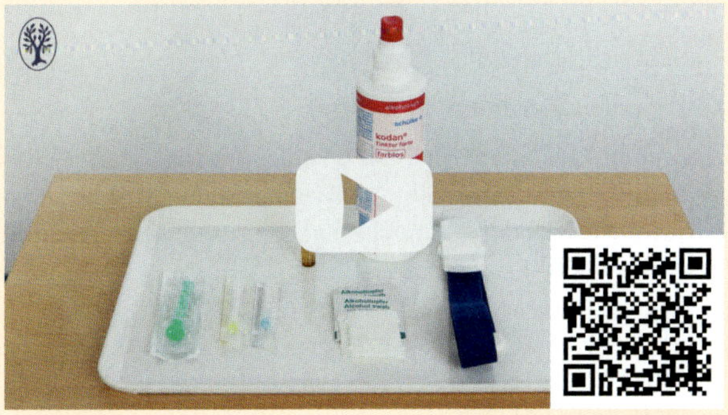

Video aus: © teamWerk, Stuttgart. In: Sengebusch J, Herzog M. Intensivtraining körperliche Untersuchung und Diagnostik für Heilpraktiker. Haug; 2021

! Cave

Anders als bei dieser und auch den folgenden Demonstrationen dargestellt, sollten im „echten" Praxisalltag aus Hygiene-Gründen übrigens immer Handschuhe getragen werden.

HP-Praxis

Vorbereiten des Ampullenpräparats

Die ▶ **Abb. 2.26** zeigt die einzelnen Schritte der Vorbereitung eines Ampullenpräparats.

Überprüfung von Medikament und Ampulle

- Achten Sie beim Überprüfen des Medikaments und der Ampulle auf das richtige Medikament, die korrekte Applikationsart und Aufbereitung, die Unversehrtheit der Ampulle und des Medikaments sowie das Haltbarkeits- bzw. Verfallsdatum.
- Achten Sie darauf, dass sich keine Injektionsflüssigkeit im Ampullenkopf befindet. Sie können diese durch leichtes Beklopfen des Ampullenkopfes entfernen.
- Brechen Sie die Ampulle am Brechring oder dafür vorgesehenen Markierungspunkt mit einem sterilisierten Zellstofftupfer auf.

Aufziehen des Ampullenpräparats

- Denken Sie daran, das Ampullenpräparat erst **unmittelbar** vor dem Gebrauch aufzuziehen.
- Entfernen Sie dazu die Schutzhülle der Aufziehkanüle.
- Achten Sie beim **Einführen der Aufziehkanüle** in die Ampulle darauf, dass Sie mit der Kanüle nicht versehentlich die Außenwand der Ampulle, den Ampullenhals oder Ihre Finger berühren). Der Ampulleninhalt würde dadurch unsteril werden und Sie müssten die Ampulle und die Spritze verwerfen.
- Aspirieren Sie die **Injektionslösung**.

Entfernen der Aufziehkanüle

- Entfernen Sie die Aufziehkanüle, indem Sie sie mit einem sterilen Tupfer vom Spritzenkonus abnehmen.
- Werfen Sie die Kanüle in einen Kanülenabwurfbehälter, ohne diesen zu berühren.

Vorbereitung der Spritze für die Injektion

- Setzen Sie nun die **Injektionskanüle** auf den Spritzenkonus. Achten Sie wiederum darauf, den Spritzenkonus bzw. den Kanülenansatz nicht zu berühren.
- **Entfernen** Sie evtl. in der Spritze befindliche **Luft** (▶ **Abb. 2.27**), indem Sie den Spritzeninhalt bis zum Rand des Spritzenkonus drücken. Achten Sie darauf, dass keine Injektionslösung aus der Kanüle in die Luft gelangt.
- Die Spritze ist jetzt fertig für die Injektion und kann verabreicht werden.

Wenn Sie nicht unmittelbar injizieren und die Spritze deshalb zurück auf das Spritzentablett legen, müssen Sie die **leere Ampulle** dazulegen. Nur so können Sie später oder kann derjenige, der die Injektion verabreicht, wissen, welches Medikament sich in der Spritze befindet.

Abb. 2.26 Vorbereiten und Aufziehen eines Ampullenpräparats.

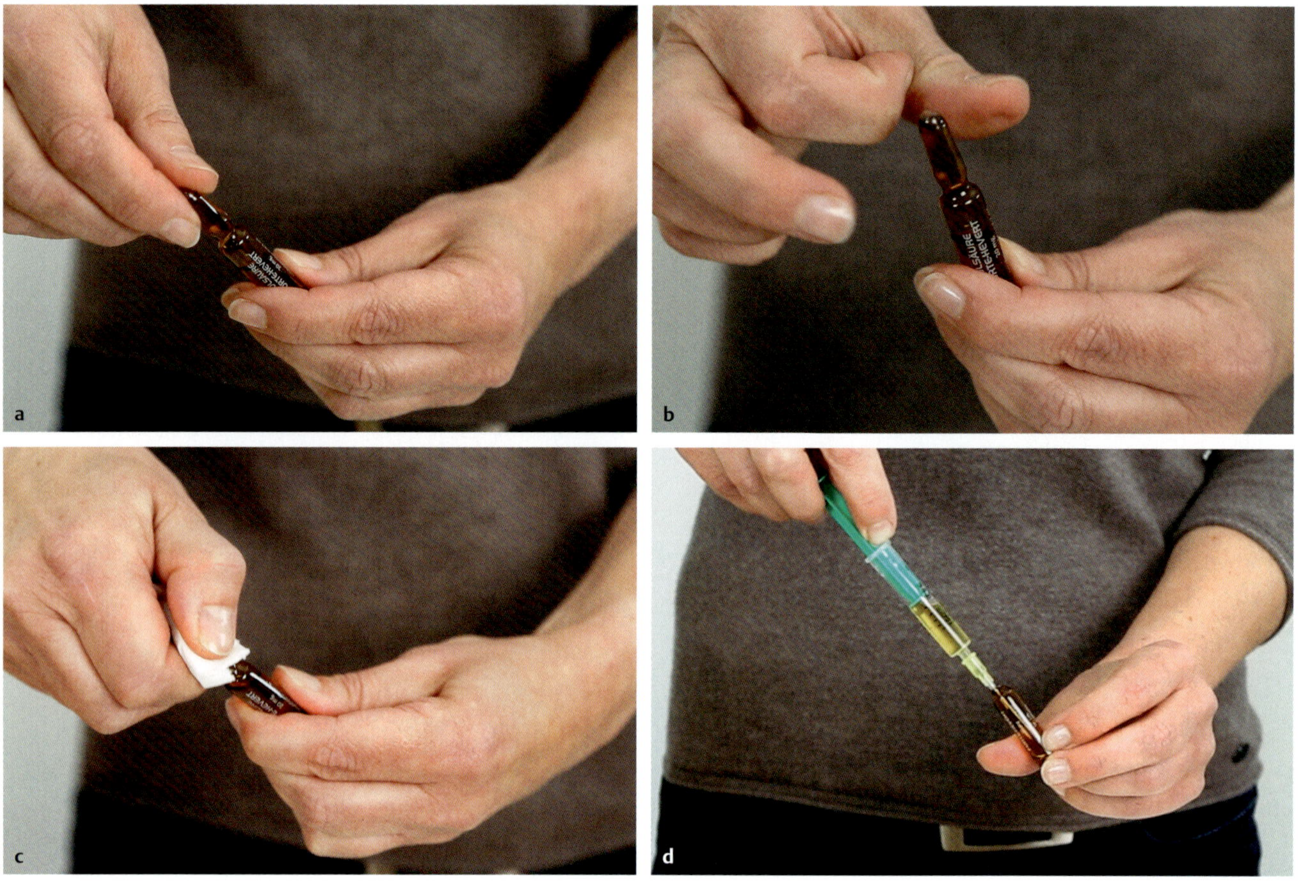

a Ampulle überprüfen (richtiges Medikament, korrekte Applikationsart und Aufbereitung, Unversehrtheit der Ampulle und des Medikaments, Haltbarkeits- bzw. Verfallsdatum).
b Ampullenkopf leeren.
c Ampulle am Druckpunkt öffnen.
d Spritze aufziehen.

Foto: K. Oborny, Thieme Group

Abb. 2.27 Entfernen von Luft aus der Spritze.

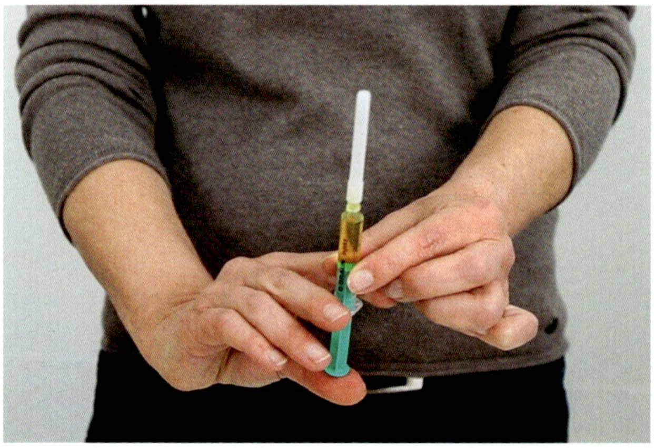

Foto: K. Oborny, Thieme Group

! Cave

Abstreifen der Aufziehkanüle

Streifen Sie die Aufziehkanüle nie an der Öffnung des Kanülenabwurfbehälters ab. Es besteht die Gefahr einer Kontaminierung des Spritzenkonus und damit des Spritzeninhalts!

Merke

Medikamentenprüfung

Überprüfen Sie das Medikament und die Ampulle auf das richtige Medikament, die korrekte Applikationsart und Aufbereitung, die Unversehrtheit der Ampulle und des Medikaments sowie das Haltbarkeits- bzw. Verfallsdatum.

- richtiges Medikament?
- richtiger Patient?
- richtige Dosierung?
- Applikationsart?
- Infusionsbehältnis/Ampulle unbeschädigt?
- enthaltene Flüssigkeit nicht trüb oder ausgeflockt?
- Verfallsdatum?

HP-Praxis

Durchführen einer venösen Punktion und intravenösen Injektion

Vorbereitung

- Bereiten Sie die intravenöse Injektion wie beschrieben vor.
- Bereiten Sie das Ampullenpräparat wie beschrieben vor.
- Lokalisieren Sie dann die Punktionsstelle.

Desinfektion

- Führen Sie dann die hygienische Händedesinfektion durch.
- **Desinfizieren** Sie die Haut über der Punktionsstelle großflächig.
- Empfohlen wird dazu der Gebrauch von sterilen (Einmal-)Alkoholtupfern.
- Achten Sie darauf, die Haut nach der Desinfektion nicht mehr zu berühren. Die Haut darf auch nicht durch Berührung mit dem Stauschlauch oder ein Kleidungsstück kontaminiert werden. Sie müssten die Hautdesinfektion ansonsten wiederholen.

Punktion und intravenöse Injektion

- Führen Sie dann eine hygienische Händedesinfektion durch.
- Tragen Sie Einmalhandschuhe.
- Stauen Sie erneut.
- Nehmen Sie die mit dem Ampullenpräparat **gefüllte Spritze** in die Hand, mit der Sie punktieren möchten.
- Entfernen Sie die Schutzkappe der Kanüle mit der anderen Hand.
- **Punktieren der Vene:**
  - Punktieren Sie die Vene zügig in Richtung des Venenverlaufs.
  - Stechen Sie dazu die Kanüle mit nach oben zeigendem Anschliff in einem Winkel von ca. 30° in die Haut.
  - Schieben Sie die Kanüle vorsichtig in die Vene.
  - Ziehen Sie den Kolben der Spritze ein wenig zurück, sodass Sie Blut aspirieren. Aspirieren Sie dunkles Blut, ist das ein Zeichen dafür, dass die Kanüle in der Vene liegt. Aspirieren Sie helles Blut, kann das ein Hinweis sein, dass Sie eine Arterie punktiert haben. Tritt das Blut pulsierend aus dem Gefäß, ist eine versehentliche arterielle Punktion sehr wahrscheinlich (vgl. unten).
- Öffnen Sie jetzt den Stauschlauch.
- Injizieren Sie das Medikament langsam.
- **Entfernen Sie nach der Injektion die Kanüle**:
  - Legen Sie dazu eine sterile Kompresse auf die Punktionsstelle und ziehen Sie die Kanüle rasch aus der Vene.
  - Legen Sie die Spritze mit der Kanüle in eine dafür bereitgestellte Nierenschale.
- **Entsorgen Sie die Kanüle** sachgemäß in einem Kanülenabwurfbehälter.
- Drücken Sie den Tupfer kräftig für ca. 2 Minuten auf die Punktionsstelle und stoppen Sie so die Blutung.
- Wenn die Blutung steht, kleben Sie einen Pflasterstreifen über den Tupfer oder versorgen Sie die Punktionsstelle mit einem Wundschnellverband.
- **Entsorgen** Sie den Abfall im Praxismüll.
- **Dokumentieren** Sie den Vorgang.

Siehe auch ▶ **Video 2.3.**

Video

Video 2.3 Durchführung einer venösen Punktion und intravenösen Injektion.

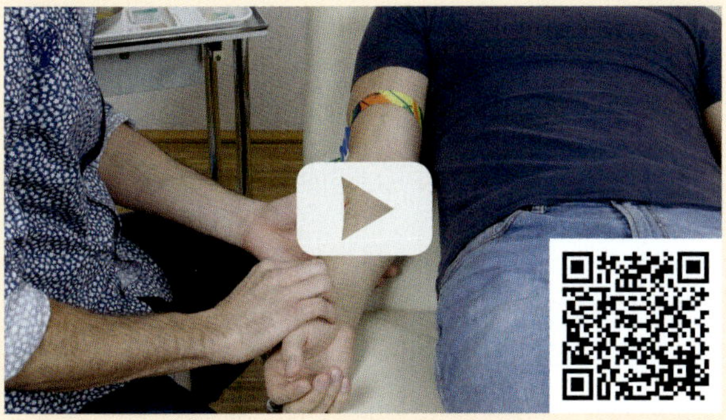

Video aus: © teamWerk, Stuttgart. In: Sengebusch J, Herzog M. Intensivtraining körperliche Untersuchung und Diagnostik für Heilpraktiker. Haug; 2021

! Cave

Recapping ist verboten!

Stecken Sie die Schutzkappe nicht wieder auf die Kanüle, Sie könnten sich dabei verletzen!

Versehentliche arterielle Punktion

Die Fehlpunktion einer Arterie ist bei sorgfältigem Arbeiten nicht zu übersehen:

- Das zur Kontrolle aspirierte Blut ist nicht dunkel, sondern hellrot.
- Das Blut tritt pulsierend aus dem Gefäß in die Kanüle und die konnektierte Spritze.
- Der Patient äußert evtl. ungewöhnliche Schmerzen bei der Punktion.

Sollten Sie eine Arterie punktiert haben, ziehen Sie die Kanüle heraus und drücken Sie mehrere Minuten mit einem sterilen Tupfer fest auf die Einstichstelle, bis die Blutung steht. Injizieren Sie auf keinen Fall, das könnte zu schweren Gefäßspasmen und Nekrosen in der Arterie und ihrem Versorgungsgebiet führen! Sollte dieser äußerst unwahrscheinliche Fall eintreten, brechen Sie die Injektion sofort ab, lassen Sie die Nadel im Gefäß und spülen Sie mit NaCl-Lösung, um eine Verdünnung des injizierten Stoffs herbeizuführen.

Fazit – Das müssen Sie wissen

i. v.-Injektion

Eine i. v.-Injektion ist in vielen Fällen die effektivste oder auch eine unumgängliche therapeutische Maßnahme. Sie muss sorgfältig vorbereitet und durchgeführt werden. Dafür müssen alle hygienischen Vorschriften und Empfehlungen peinlich genau beachtet werden. Vor der Durchführung müssen alle notwendigen Materialien und Hilfsmittel komplett zusammengestellt werden.

Das zu verabreichende Medikament muss für den Patienten und die Applikationsart geeignet sein und geprüft werden. Es wird mit einer gesonderten Kanüle aufgezogen. Ein Recapping ist in jedem Fall zu vermeiden.
Eine regelgerechte Punktion muss durch Aspiration sichergestellt werden. Bei einer versehentlichen intraarteriellen Punktion ist die Maßnahme unverzüglich abzubrechen.
Im Anschluss an die Injektion muss der angefallene Müll sachgemäß entsorgt und der Vorgang dokumentiert werden.

2.8 Venenverweilkanüle

2.8.1 Allgemeines

Definition

Venenverweilkanüle

Die Venenverweilkanüle (S. 44) ist eine Kanüle, die für längere **Zeit** in einer Vene verbleiben kann, weil sie nicht aus Stahl, sondern Teflon oder Kunststoff besteht, gut fixiert werden kann und Infusionen bei gleichzeitigem Zuspritzen weiterer Medikamente erlaubt. Der venöse Zugang durch eine Verweilkanüle wird auch als **peripher-venöser Zugang** bezeichnet.

Merke

Venenverweilkanüle: Rechtliches und Hygiene

Beachten Sie alle bereits erwähnten rechtlichen und hygienischen Hinweise sowie die grundsätzlichen Anmerkungen zur Auswahl des zu punktierenden Gefäßes.

HP-Praxis

Niemand sagt „peripher-venöser Katheter"

Im Praxisalltag spricht niemand von einem „peripher-venösen Zugang oder Katheter". Wie bei Papiertaschentüchern, Ohrwattestäbchen oder Flüssigwürze oft eine Produktmarke als Synonym gebräuchlich ist, wird auch hier z. B. oft von „Braunüle" oder „Viggo" gesprochen.

2.8.2 Vorgehen und Ablauf

Materialien für das Anbringen einer Venenverweilkanüle

Das **Spritzentablett** wie für eine i. v.-Injektion vorbereiten. Statt einer Spritze und Kanülen legt man eine Venenverweilkanüle bereit. Wenn man eine Infusion anschließen will oder ein Medikament zuspritzen möchte, richtet man das entsprechende Material ebenfalls.

HP-Praxis

Vorbereiten der Punktion

▸ **Abb. 2.28**

Durchführung der Punktion

- Inspizieren Sie die Arme auf mögliche **Kontraindikationen** für eine Venenpunktion. Dazu zählen ein Lymphödem, ein Shunt für die Dialyse, Lähmungen, Spasmen sowie evtl. sichtbare Hautveränderungen.
- Legen Sie am Oberarm des Punktionsarms einen **Stauschlauch** an. Achten Sie darauf, dass Zugvorrichtung und Verschlussmechanismus am Stauschlauch möglichst nach lateral zeigen. Das erleichtert Ihnen die Handhabung und ist für den Patienten angenehmer. Stauen Sie das Blut, indem Sie die Zugvorrichtung anziehen und dadurch die Venen komprimieren. Fühlen Sie den **Radialispuls.** Ist er tastbar, haben Sie die Venen gestaut. Ist er nicht tastbar, ist die Kompression zu stark und Sie haben zusätzlich die Arterie komprimiert. Lockern Sie den Stauschlauch in dem Fall, bis der Puls wieder tastbar ist.
- Bestimmen Sie die für die Punktion am besten **geeignete Vene**.
- Um die **Venenfüllung** zu verbessern, können Sie den Unterarm des Patienten leicht mit Ihrem Handteller beklopfen. Die Gefäßdarstellung wird auch verbessert, indem der Patient für einige Sekunden den gewählten Arm nach unten hält und die Finger spreizt oder indem Sie den Unterarm von proximal nach distal ausstreichen.
- Als Punktionsort für eine Verweilkanüle wählen Sie **bevorzugt den Unterarm**, nicht die Ellenbeuge.
- Lockern Sie den Stauschlauch und **merken** Sie sich die Punktionsstelle.
- **Reinigen** Sie mittels eines Desinfektionsmittels die Haut über der Punktionsstelle großflächig. Achten Sie darauf, die Haut nach der Desinfektion nicht mehr zu berühren. Die Haut darf auch nicht durch Berührung mit dem Stauschlauch oder einem Kleidungsstück kontaminiert werden. Sie müssten die Hautreinigung bzw. -desinfektion ansonsten wiederholen.
- Führen Sie dann eine hygienische **Händedesinfektion** durch und ziehen Sie sterilisierte **Einmalhandschuhe** an.
- **Stauen** Sie erneut – jetzt am Unterarm, wenn Sie eine Punktionsstelle am Handrücken gewählt haben.
- **Desinfizieren** Sie die Haut über der Punktionsstelle mit einem sterilen Einmal-Alkoholtupfer.

Abb. 2.28 Spritzentablett zur Vorbereitung eines periphervenösen Zugangs.

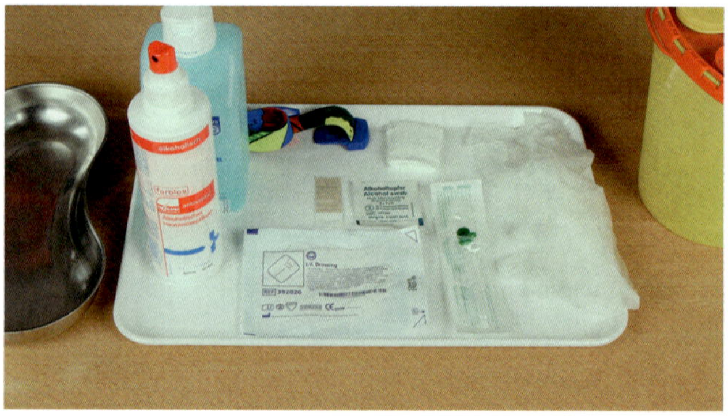

Foto: J. Sengebusch

HP-Praxis

Anbringen einer Verweilkanüle

Durchführung *(*▶ **Video 2.4***)*

- **Öffnen** Sie die Verpackung der Venenverweilkanüle an der dafür vorgesehenen Stelle und in der vorgeschriebenen Art.
- Nehmen Sie die Venenverweilkanüle in die Hand, mit der Sie punktieren. Entfernen Sie die Schutzkappe der Kanüle mit der anderen Hand. Achten Sie darauf, die Kunststoffkanüle nicht zu berühren!
- **Punktieren** Sie die Vene zügig in Richtung des Venenverlaufs. Stechen Sie dazu die Kanüle mit nach oben zeigendem Anschliff in einem **30°-Winkel** in die Haut.
- Schieben Sie anschließend die Venenverweilkanüle **zügig in die Vene**. Wenn Blut in der Blutfängerkappe am hinteren Ende der Kanüle zu sehen ist, liegt der Zugang korrekt.
- Ziehen Sie den Stahlmandrin ca. 5 mm zurück und schieben Sie dabei die Verweilkanüle weiter in das Gefäß.
- **Öffnen** Sie den Stauschlauch.
- Legen Sie zur Stabilisierung einen sterilisierten Tupfer unter die Kanüle und bringen Sie ein **Braunülenfixierpflaster** an. Es bedeckt die Punktionsstelle und fixiert gleichzeitig die Flügel der Kanüle auf der Haut. Achten Sie auf korrekten Sitz und Anhaften des Pflasters.

HP-Praxis

Konnektieren einer Infusion mit der Venenverweilkanüle

Durchführung *(*▶ **Video 2.4***)*

- Entfernen Sie vorsichtig den Stahlmandrin.
- Um das Austreten von Blut zu vermeiden, komprimieren Sie gleichzeitig mit dem Daumen der anderen Hand die punktierte Vene im weiteren Verlauf hinter der Punktionsstelle.
- Konnektieren Sie zügig die Infusion, indem Sie den Adapter des Infusionsbestecks auf den Luer-Lock-Anschluss aufstecken und arretieren.
- Überprüfen Sie nochmals die korrekte Lage der Venenverweilkanüle durch Inspektion der punktierten Vene.

HP-Praxis

Zuspritzen eines Medikaments

Durchführung *(*▶ **Video 2.4***)*

Die Verweilkanüle erlaubt die Zugabe eines weiteren Medikaments parallel zur laufenden Infusion. Dazu legen Sie eine geeignete Spritze mit dem Medikament auf dem Spritzentablett bereit. Die Aufziehkanüle entfernen Sie mit einem sterilisierten Tupfer erst kurz vor der Injektion.

- Zur Injektion öffnen Sie den **Zuspritzport** der Verweilkanüle und setzen den Spritzenkonus auf den Port auf.
- Injizieren Sie anschließend das Medikament **langsam**.
- Entfernen Sie danach die Spritze und verschließen Sie den Port wieder. Entsorgen Sie den Stahlmandrin in einer Kanülenabwurfbox und allen weiteren Abfall regelgerecht.
- Dokumentieren Sie alle Vorgänge.

Video

Video 2.4 Venenverweilkanüle.

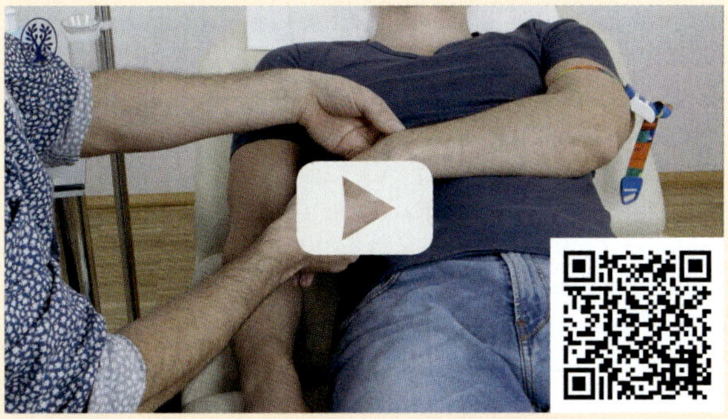

Video 2.4 Einführen, Fixieren, mit Infusionsbesteck verbinden, Medikament zuspritzen. *Video aus: © teamWerk, Stuttgart. In: Sengebusch J, Herzog M. Intensivtraining körperliche Untersuchung und Diagnostik für Heilpraktiker. Haug; 2021*

Fazit – Das müssen Sie wissen.

Venenverweilkanüle

Der **peripher-venöse Zugang** wird mit einer Kanüle gelegt, die für längere Zeit in einer Vene verbleiben kann, weil sie nicht aus Stahl, sondern aus flexiblem Teflon oder Kunststoff besteht. Sie kann gut fixiert werden, muss nicht über eine zulaufende Infusionsflüssigkeit gegen Gerinnung geschützt werden und erlaubt parallel zu einer laufenden Infusion das Zuspritzen weiterer Medikamente. Sie wird mithilfe eines integrierten Stahlmandrins in das Gefäß eingebracht. Die technisch notwendige Größe der Kanüle zu ermitteln, erschwert die Anwendung und sollte deshalb fachkundigem Personal überlassen bleiben.

Transferbeispiel

Punktion und Injektion in der HP-Überprüfung

Prüferin: „Stellen Sie sich mal vor, Sie haben einen Notfall in Ihrer Praxis – nehmen wir mal an, den Verdacht auf einen Herzinfarkt. Wie gehen Sie da vor?“
HPA: „Da ist dann klassisches Notfallmanagement angezeigt: Notruf absetzen, den Patienten lagern …“
Prüferin: (unterbricht) „Wie lagern Sie den denn?“
HPA: „Der wird sich nicht hinlegen wollen. Ich lasse ihn sitzen, wo er ist. Das ist für ihn wahrscheinlich am besten.“
Prüferin: „O.k., und dann?“
HPA: „Dann lege ich ihm einen venösen Zugang.“
Prüferin: (unterbricht erneut) „Waaas? Wollen Sie dem eine Infusion verabreichen?“
HPA: „Nein, natürlich nicht! Das verträgt der Herzpatient ja gar nicht. Aber ich kann doch trotzdem einen Zugang legen, ohne dass ich Volumen gebe.“
Prüferin: „Wie machen Sie das denn?“

HPA: „Mit einer Venenverweilkanüle. Es ginge auch mit einem Butterfly, aber das wäre komplizierter."
Prüferin: „Wieso wäre das komplizierter? Und … können Sie das überhaupt, so eine Braunüle setzen … das ist ja ein ziemlich dickes Ding, oder?"
HPA: „Ja, aber zunächst zur ersten Frage: Zugang per Butterfly ist erstmal einfacher, weil die Nadel kleiner ist und auch noch in ein schwaches Gefäß geht. Aber damit das Blut im Schlauch nicht gerinnt, muss ich doch eine Infusion dranhängen …"
Prüferin: (mit verschwörerischem Blick) „Ah, also doch – Sie wollen den Patienten um jeden Preis umbringen …"
HPA: „Nein, ich lasse allenfalls eine minimale Tropfmenge durchlaufen – so viel, dass der Zugang frei bleibt, und so wenig, dass das Herz des Betroffenen nicht durch das zusätzliche Volumen belastet wird. Aber, wie gesagt, ich nehme lieber die Braunüle oder einen Viggo … auf jeden Fall, um es offiziell auszudrücken: einen peripher-venösen Katheter."
Prüferin: (unterbricht wieder) „Das ist aber in der Tat **sehr** offiziell – das sagt doch kein Mensch in der Praxis!"
HPA: „Natürlich nicht … ich war, äh bin etwas irritiert, wie ich's ausdrücken soll. Ist ja Prüfung und nicht Praxis (sammelt sich kurz) Auf jeden Fall: Ja, ich kann den legen, auch wenn der, wie Sie sagten, *ein ziemlich dickes Ding* ist."
Prüferin: „Haben Sie das in Ihrer Ausbildung gelernt?"
HPA: „Ja, und auch schon öfter ausprobiert. Am Gummiarm und auch am echten Menschen."
Prüferin: „O.k., was wäre denn der Vorteil an dem Viggo?"
HPA: „Erstmal die Sache mit dem Volumen. Den Viggo kann ich auch mit einer kleinen Menge physiologischer Kochsalzlösung durchspülen und dann verschließen. Dann gerinnt darin nichts – ich muss keinen Tropf anhängen. Zweitens liegt der Zugang meist besser, drittens kann der Notarzt über den Zuspritzort sofort einfach Medikamente geben … was er wahrscheinlich tun wird … und zur Not kann der Patient damit sogar herumlaufen."
Prüferin: „Meinen Sie, dass der noch herumlaufen will?"
HPA: „Nun, ein Mensch mit Herzinfarkt hat sicher in dem Moment einen hohen Adrenalinspiegel. Und damit wird man einfach unruhig. Könnte schon sein, dass er zum Beispiel am liebsten mal zum offenen Fenster, zur frischen Luft gehen will."
Prüferin: „Gut, und das lassen Sie ihn auch machen?"
HPA: „Nein, Sie haben Recht. Ich sollte ihn daran hindern. Bei Herz-Kreislauf-Notfällen will man vermeiden, dass sich der Zustand des Patienten durch Aufstehen und damit verbundene Umverteilung des Blutes im Körper eventuell verschlechtert!"
Prüferin: „Gerade so noch richtig. Das war knapp. Und dann ist der Rettungsdienst ja auch da und befreit Sie aus der Not."

Eventuelle personenbezogene Daten fiktiv, Fallbeispiel frei erfunden.

2.9 Intrakutane (i. c.-) und subkutane (s. c.-) Injektion

2.9.1 Allgemeines

Definition

Intra- und subkutane Injektion (▶ Abb. 2.29, ▶ Video 2.5)

Bei einer intra- und subkutanen Injektion (Kurzformen: i. c.- bzw. s. c.-Injektion) wird über eine Kanüle ein dafür geeignetes flüssiges Arznei- oder Testmittel in oder unter die Haut eingebracht. Bevorzugte Einstichstellen sind je nach Therapieziel der Rücken, der Bauch oder die Außenseiten von Oberschenkel und Oberarm.

Anwendung. Die intrakutane Injektion kommt insbesondere zum Einsatz bei **Allergietests**, beim Tuberkulintest (Mendel-Mantoux-Test, **Cave**: nicht durch den HP [IfSG]) und zum sog. Quaddeln im Rahmen einer **Neuraltherapie**.

Bei der subkutanen Injektion (▶ **Abb. 2.30**) werden Impfstoffe oder Medikamenten in das Unterhautfettgewebe eingebracht. Die Aufnahme in die Blutbahn wird dadurch verzögert und eine schrittweise Wirkung der Medikation erzielt. Die verbreitetste Anwendung ist die subkutane Injektion von **Insulin** bei Diabetikern sowie die Verabreichung von Heparin zur **Thromboseprophylaxe**. Da die Technik i. d. R. wenig Komplikationen zeigt, wird die Injektion nach Anleitung oft von den Patienten selbst durchgeführt.

Merke

Rechtliche und hygienische Hinweise

Beachten Sie alle bereits erwähnten rechtlichen und hygienischen Hinweise sowie die grundsätzlichen Anmerkungen zur Auswahl des zu punktierenden Gefäßes.

Abb. 2.29 „Zielstellen" der subkutanen und intrakutanen Injektion.

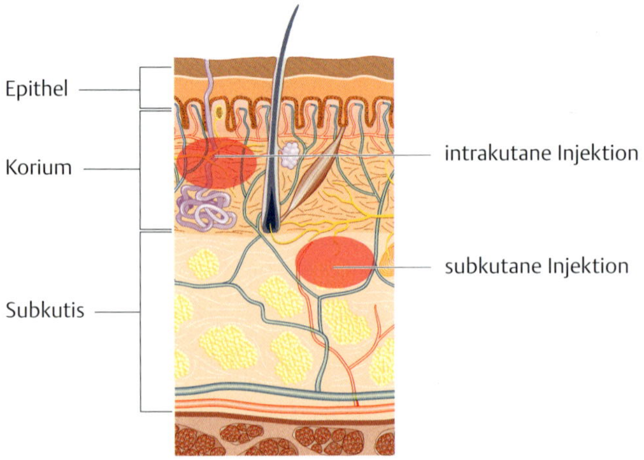

Abb. aus: Hensel M. Durchführung. In: Hoehl M, Kullick P, Hrsg. Gesundheits- und Kinderkrankenpflege. 5. Auflage. Thieme; 2019

Lokalisation. Generell kann sie an allen Hautstellen, außer an Schleimhäuten, vorgenommen werden. In auffälliges, erkranktes oder geschädigtes Gewebe sowie in Muttermale wird nicht s. c. injiziert. Besonders gut eignet sich jede Hautstelle, bei der genug Unterhautfettgewebe gegeben ist. Bevorzugt werden folgende Lokalisationen gewählt:

- mediolaterale Seite des M. biceps brachii (am Oberarm)
- mediolaterale Seite des M. quadriceps femoris (am Oberschenkel)
- Umbilikalregion (Bauchnabelregion), v. a. zwischen Crista iliaca und Nabel, nicht aber weniger als 2 cm vom Bauchnabel entfernt.

Video

Video 2.5 Sub- und intrakutane Injektion.

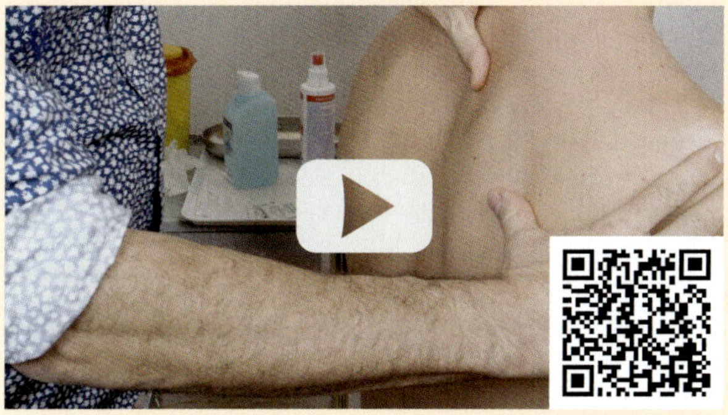

Video aus: © teamWerk, Stuttgart. In: Sengebusch J, Herzog M. Intensivtraining körperliche Untersuchung und Diagnostik für Heilpraktiker. Haug; 2021

2.9.2 Vorgehen und Ablauf

Materialien für die intra- und subkutane Injektion

Zunächst werden auf einem Tablett die benötigten Utensilien vorbereitet. Vorab müssen die Arbeitsfläche, auf der die benötigten Utensilien ablegt werden, sowie das Spritzentablett mit einem dafür zugelassenen Flächendesinfektionsmittel desinfiziert werden. Dabei ist die vom Hersteller angegebene Einwirkzeit des Desinfektionsmittels zu beachten. Bei diesem Arbeitsgang müssen Einweghandschuhe getragen werden. Auf dem Tablett werden folgende **Materialien** bereitgelegt

- passende latex- und puderfreie Einmalhandschuhe
- eine für die intra- bzw. subkutane Injektion geeignete Spritze mit ausreichendem Fassungsvermögen
- eine geeignete Kanüle der Größe 20 für die Injektion und eine großlumige Aufziehkanüle der Größe 1
- ein VAH-gelistetes Haut- und ein entsprechendes Händedesinfektionsmittel
- ein Stauschlauch
- sterilisierte Tupfer oder sterile (Einweg-)Alkoholtupfer
- Materialien für einen Kompressionsverband
- das für die Injektion vorgesehene Medikament
- einen Abwurfbehälter und eine Nierenschale zur Ablage von Verpackungen und gebrauchte Materialien
- ein Lagerungskissen für den Arm

HP-Praxis

Vorbereiten einer s. c.- oder i. c.-Injektion

Durchführung

- Öffnen Sie die Verpackungen der Spritze und der Aufziehkanüle. Öffnen Sie Verpackungen grundsätzlich an der dafür vorgesehenen Stelle und in der vorgesehenen Art, drücken Sie sie also niemals durch den Blister.
- Belassen Sie die Schutzkappen in jedem Fall auf der Nadel.
- Sie benötigen eine Kanüle für das Aufziehen des Ampullenpräparats und eine weitere für die Injektion. Achten Sie beim Wechseln sorgfältig darauf, dass Sie den Spritzenkonus und den Kanülenansatz nicht mit den Fingern berühren oder diese Stellen anderweitig kontaminiert werden.
- Setzen Sie als Nächstes die Aufziehkanüle auf die Spritze, ohne die Schutzhülle zu entfernen.
- Legen Sie anschließend die vorbereitete Spritze mit der Kanüle zurück auf das Spritzentablett.

HP-Praxis

Vorbereiten des Ampullenpräparats

Bei der intra- und subkutanen Injektion werden Medikamente in oder unter die Haut eingebracht. Die Präparate werden in aller Regel in Ampullenform angeboten.

Überprüfung von Medikament und Ampulle

- Überprüfen Sie das Medikament und die Ampulle: Achten Sie dabei auf das richtige Medikament, die korrekte Applikationsart und Aufbereitung, die Unversehrtheit der Ampulle und des Medikaments sowie das Haltbarkeitsdatum.
- Achten Sie darauf, dass sich keine Injektionsflüssigkeit im Ampullenkopf befindet. Sie können sie durch leichtes Beklopfen des Ampullenkopfes entfernen.
- Brechen Sie die Ampulle an dem dafür vorgesehenen Markierungspunkt mit einem sterilisierten Zellstofftupfer auf.

Aufziehen des Ampullenpräparats

- Ziehen Sie im nächsten Schritt das Ampullenpräparat auf. Das sollte unmittelbar vor dem Gebrauch geschehen.
- Entfernen Sie dazu die Schutzhülle der Aufziehkanüle.
- Achten Sie beim Einführen der Aufziehkanüle in die Ampulle darauf, dass Sie mit der Kanüle nicht versehentlich die Außenwand der Ampulle, den Ampullenhals oder Ihre Finger berühren. Der Ampulleninhalt würde dadurch unsteril werden und Sie müssten die Ampulle und die Spritze verwerfen.
- Aspirieren Sie die Injektionslösung.

Entfernen der Aufziehkanüle

- Entfernen Sie die Aufziehkanüle, indem Sie sie mit einem sterilen Tupfer vom Spritzenkonus abnehmen.
- Werfen Sie die Kanüle in einen Kanülenabwurfbehälter, ohne diesen zu berühren.

Vorbereitung der Spritze für die Injektion

- Öffnen Sie die Verpackung der Injektionskanüle regelgerecht und setzen Sie die Injektionskanüle auf den Spritzenkonus. Achten Sie wiederum darauf, den Spritzenkonus bzw. den Kanülenansatz nicht zu berühren.
- Entfernen Sie evtl. in der Spritze befindliche Luft, indem Sie den Spritzeninhalt bis zum Rand des Spritzenkonus drücken. Achten Sie darauf, dass keine Injektionslösung aus der Kanüle in die Luft gelangt.
- Die Spritze ist jetzt fertig für die Injektion und kann nun verabreicht werden.

Wenn Sie nicht unmittelbar injizieren und die Spritze deshalb zurück auf das Spritzentablett legen, müssen Sie die leere Ampulle dazulegen. Nur so kann man bei späterer Injektion wissen, welches Medikament sich in der Spritze befindet.

! Cave

Abstreifen der Aufziehkanüle

Streifen Sie die Aufziehkanüle nie an der Öffnung des Kanülenabwurfbehälters ab. Es besteht die Gefahr einer Kontaminierung des Spritzenkonus und damit des Spritzeninhalts!

HP-Praxis

Ablauf subkutane Injektion

Durchführung (▶ Abb. 2.30)

- **Desinfizieren** Sie die Haut über der Punktionsstelle großflächig mit sterilen Einmal-Alkoholtupfern. Achten Sie darauf, die Haut nach der Desinfektion nicht mehr zu berühren. Die Haut darf auch nicht durch Berührung mit Kleidungsstücken o. Ä. kontaminiert werden. Sie müssten die Hautdesinfektion ansonsten wiederholen.
- Nehmen Sie eine Hautfalte zwischen Daumen und Zeigefinger.
- Stechen Sie die Kanüle dann im **90°-Winkel**, also senkrecht zur Oberfläche, so tief in die Hautfalte ein, dass Sie das subkutane Gewebe erreichen. Die Injektionstiefe kann je nach Konstitution des Patienten unterschiedlich sein. Bei hageren Patienten wählen Sie bei der Injektion einen **45°-Winkel**.
- Sie brauchen nach dem Einstechen nicht zu aspirieren.
- Injizieren Sie nun langsam das Injektionspräparat.
- Anschließend ziehen Sie die Kanüle zügig aus der Haut.
- Verfahren Sie bei der Entsorgung der Materialien und bei der Dokumentation wie bereits geschildert.

HP-Praxis

Ablauf intrakutane Injektion

Durchführung

- Inspizieren Sie zunächst die Haut. Injizieren Sie nie in defekte (z. B. ekzematöse oder ödematöse) Hautareale.
- Führen Sie dann die hygienische Händedesinfektion durch.
- Desinfizieren (S. 60) Sie die Haut über der Punktionsstelle wie zuvor beschrieben.
- Ziehen Sie Einweghandschuhe an.
- Nehmen Sie die mit dem Ampullenpräparat gefüllte Spritze in die Hand, mit der Sie punktieren möchten. Entfernen Sie die Schutzkappe der Kanüle mit der anderen Hand.
- Drehen Sie die Spritze danach so, dass der Anschliff der Kanüle nach oben zeigt, und stechen Sie die Kanüle dann so **tangential** wie möglich in die Haut ein. Achten Sie darauf, dass Sie nur kurz einstechen.
- Heben Sie die Kanüle kurz an, um sicherzustellen, dass Sie sich intrakutan befinden.
- Sie brauchen nach dem Einstechen nicht zu aspirieren.
- Nun applizieren Sie das Injektionspräparat so in die Haut, dass eine ca. 2 mm große Quaddel entsteht.
- Beachten Sie, dass die Haut der Injektion einen erheblichen Widerstand entgegenbringt, sodass Sie mit etwas erhöhtem Druck injizieren müssen.
- Ziehen Sie danach die Kanüle jeweils zügig aus der Haut zurück.

Abb. 2.30 Subkutane Injektion.

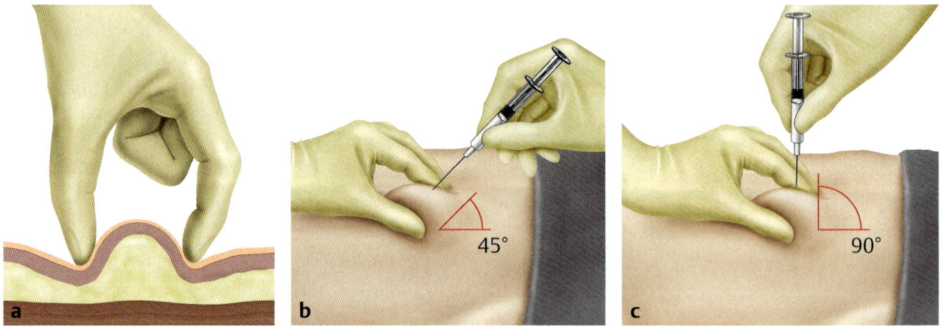

a Greifen der Hautfalte.
b Einstich im 90°-Winkel.
c Einstich im 45°-Winkel.

Abb. aus: Hensel M. Durchführung. In: Hoehl M, Kullick P, Hrsg. Gesundheits- und Kinderkrankenpflege. 5. Auflage. Thieme; 2019

Fazit – Das müssen Sie wissen

Intra- und subkutane Injektionen

Intra- und subkutane Injektionen erzielen häufig großen therapeutischen Nutzen. Am häufigsten wird die subkutane Injektion bei der **Insulingabe** bei Diabetikern sowie die Verabreichung von Heparin zur **Thromboseprophylaxe** eingesetzt. Bevorzugte **Einstichstellen** sind je nach Therapieziel der Rücken, der Bauch oder die Außenseiten von Oberschenkel und Oberarm.

Wie alle invasiven Maßnahmen müssen intra- und subkutane Injetionen sorgfältig vorbereitet und durchgeführt werden. Dafür müssen alle **hygienischen Vorschriften** und Empfehlungen äußerst sorgfältig beachtet werden. Vor der Durchführung müssen alle notwendigen Materialien und Hilfsmittel komplett zusammengestellt werden.

Das zu verabreichende **Medikament** muss für den Patienten und die Applikationsart geeignet sein und geprüft werden. Es wird mit einer gesonderten Kanüle aufgezogen. Ein **Recapping** ist in jedem Fall zu vermeiden.

Einstichwinkel und **Injektionstiefe** variieren hier je nach Konstitution des Patienten. Eine Aspiration zur Kontrolle der richtigen Kanülenlage ist hier nicht notwendig. Im Anschluss an die Injektion muss der angefallene Müll sachgemäß entsorgt und der Vorgang dokumentiert werden.

2.10 Infusion

2.10.1 Allgemeines

Die nachfolgenden Erläuterungen für die Durchführung einer Infusion gehen davon aus, dass der notwendige venöse Zugang – über einen Butterfly oder eine Venenverweilkanüle (S. 56) – bereits gelegt ist.

Merke

Infusion: Rechtliches und Hygiene

Beachten Sie alle bereits genannten rechtlichen und hygienischen Hinweise sowie die grundsätzlichen Anmerkungen zur Auswahl des zu punktierenden Gefäßes.

2.10.2 Vorgehen und Ablauf

Materialien für die Infusion

Zunächst werden auf einem Tablett die benötigten Utensilien vorbereitet. Vorab müssen die Arbeitsfläche, auf der die benötigten Utensilien ablegt werden, sowie das Spritzentablett mit einem dafür zugelassenen Flächendesinfektionsmittel desinfiziert werden. Dabei ist die vom Hersteller angegebene Einwirkzeit des Desinfektionsmittels zu beachten. Bei diesem Arbeitsgang sind Einweghandschuhe zu tragen.

Um eine Verkeimung zu vermeiden, wird eine Infusion grundsätzlich erst **unmittelbar vor Gebrauch** vorbereitet. Auf dem Tablett werden folgende Materialien bereitgelegt:

- das Behältnis mit der Infusionslösung (beispielsweise 0,9 %ige Natriumchloridlösung
- ein Infusionsbesteck
- sterile (Einweg-)Alkoholtupfer oder ein Hautdesinfektionsmittel sowie sterilisierte Tupfer
- ein VAH-gelistetes Händedesinfektionsmittel
- Materialien für einen Kompressionsverband
- bei Zugabe eines Medikaments weiteres Zubehör

Das Infusionsbehältnis muss kontrolliert werden: Es muss unbeschädigt und die enthaltenen Flüssigkeiten dürfen nicht trüb oder ausgeflockt sein. Das Verfallsdatum darf nicht überschritten sein.

HP-Praxis

Vorbereiten einer Infusion

Durchführung (▶ Abb. 2.31, ▶ Video 2.6)

- Führen Sie eine hygienische Händedesinfektion durch.
- Nehmen Sie das **Infusionsbehältnis** in eine Hand und entfernen Sie mit der anderen die Schutzfolie. Achten Sie darauf, nicht den Gummistopfen zu berühren – dies ist die Einstichstelle für das Infusionssystem, die sich unter der Folie befindet.
- **Beachten Sie**: Desinfektion des Gummistopfens ist nicht mehr gebräuchlich – die Hersteller garantieren, dass der Stopfen unterhalb der Schutzfolie steril ist.
- Öffnen Sie die Verpackung und entnehmen Sie das Infusionsbesteck. Öffnen Sie Verpackungen grundsätzlich an der dafür vorgesehenen Stelle und in der vorgesehenen Art.
- **Schließen Sie den Durchflussregler** am Infusionsbesteck. Schieben Sie dazu die Rollklemme ganz nach unten.
- Entfernen Sie die Schutzkappe des Dorns.
- Stechen Sie den Dorn in den Gummistopfen des Infusionsbehältnisses.
- Stellen Sie einen Infusionsständer bereit.
- Hängen Sie die Infusionsflasche mit der Tropfkammer nach unten auf.
- **Füllen Sie die Tropfenkammer** mindestens zur Hälfte und maximal zu 2 Dritteln mit Infusionslösung. Drücken Sie dazu die Tropfkammer mehrmals vorsichtig zusammen.
- **Entlüften Sie die Infusionsleitung:**
  - Schieben Sie dazu die Rollklemme langsam nach oben.
  - Wenn die Infusionsleitung vollständig mit Flüssigkeit gefüllt ist, schieben Sie die Rollklemme wieder nach unten.
  - Achten Sie darauf, dass sich keine Luftblasen im Infusionsschlauch befinden.
- Schließen Sie das Infusionssystem an einen sicher gelegten **venösen Zugang** an.
- **Regulieren** Sie die einlaufende **Infusionsmenge**, indem Sie die Rollklemme nach oben oder unten schieben.
- **Entsorgen** Sie den Abfall im Praxismüll.
- **Dokumentieren** Sie alle Vorgänge.

Abb. 2.31 Vorbereiten einer Infusion.

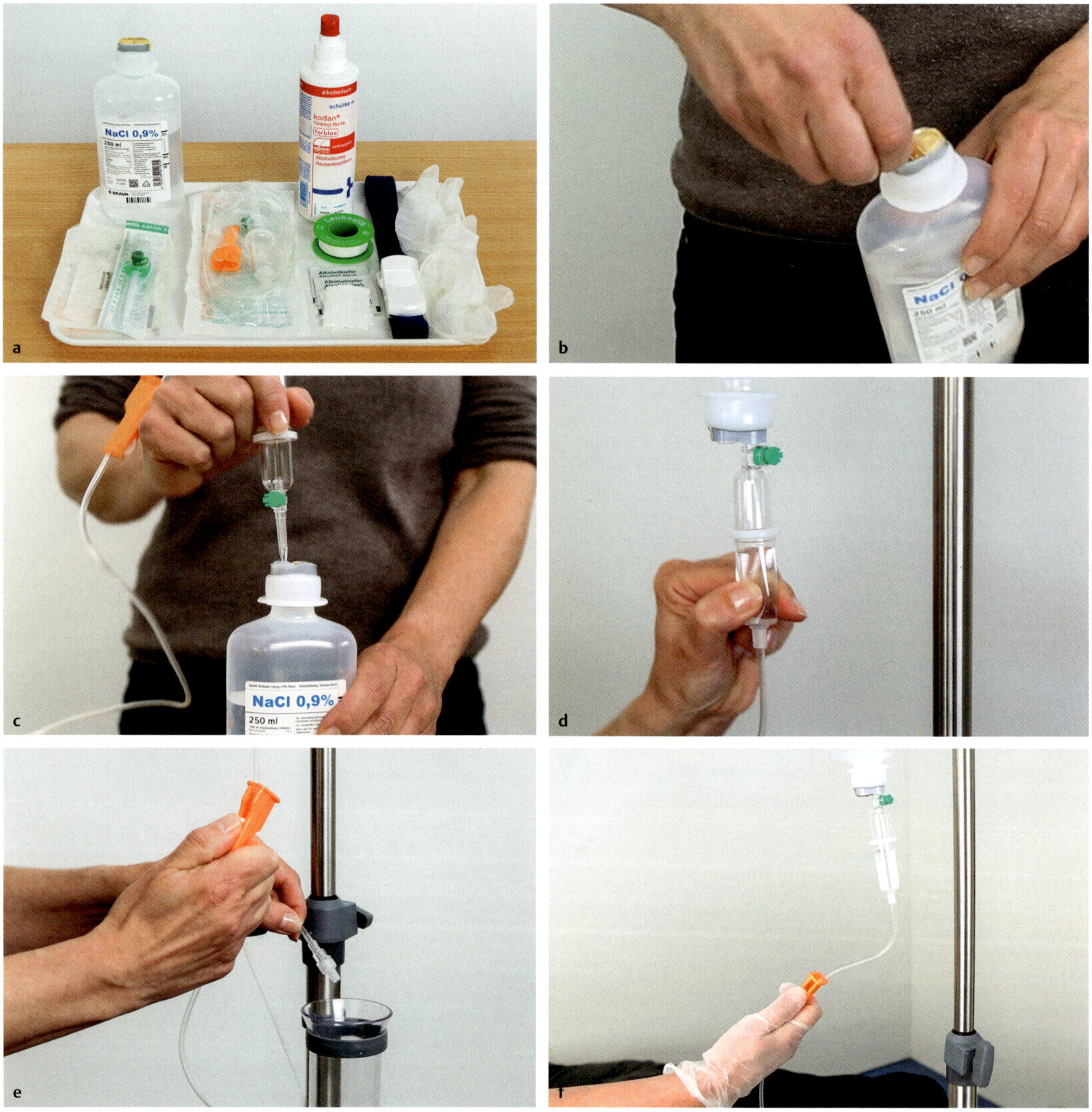

a Tablett mit notwendigen Utensilien.

b Vorbereiten: 0,9 %ige NaCl-Lösung.

c Einstechen des Dorns in den Gummistopfen des Infusionsbehältnisses.

d Füllen der Tropfenkammer.

e Entlüften der Infusionsleitung.

f Regulieren der einlaufenden Infusionsmenge.

Foto: K. Oborny, Thieme Group

Video

Video 2.6 Vorbereiten einer Infusion.

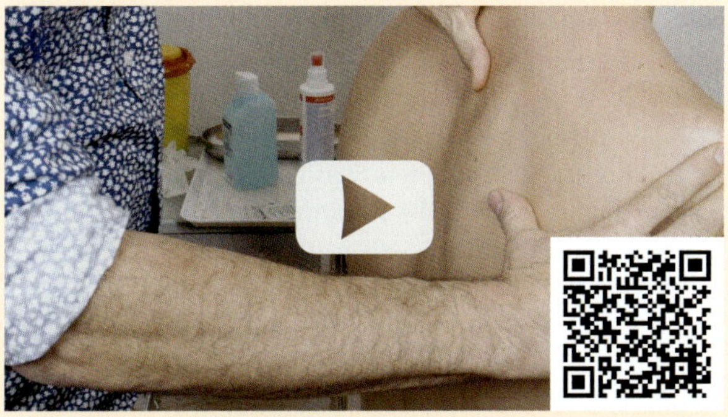

Video aus: © teamWerk, Stuttgart. In: Sengebusch J, Herzog M. Intensivtraining körperliche Untersuchung und Diagnostik für Heilpraktiker. Haug; 2021

Merke

Vegetative Reaktionen

Beobachten Sie während der Infusion, ob der Patient unerwünschte vegetative Reaktionen wie Blässe, Unruhe oder Schweißbildung sowie allergische Symptome zeigt. Fragen Sie ihn, wenn Sie eine Komplikation vermuten, ob es ihm gut geht. Achten Sie auch darauf, ob die Region um die Punktionsstelle anschwillt. Das spräche für eine paravenöse Applikation der Infusionslösung.

Zugabe von Medikamenten in eine Infusionslösung

Soll ein Medikament über eine Infusion in den Blutkreislauf eingebracht werden, ist das dafür verwendete **Trägermedium** in der Regel eine **0,9 %ige NaCl-Lösung**.

Die Angaben des Herstellers für das zuzugebende Medikament sind strikt zu befolgen. Das gilt auch für Angaben zu Mischungs- oder Verdünnungsverhältnissen, wenn das Medikament durch Zugabe in eine Infusionslösung verdünnt werden muss. Stets ist beim Medikament zu **prüfen**, ob es

- das richtige Medikament,
- für den richtigen Patienten,
- in der richtigen Dosierung ist und
- ob es für die geplante Applikationsart geeignet ist.

Die Ampulle mit dem Medikament muss kontrolliert werden: Sie muss unbeschädigt und die enthaltene Flüssigkeit darf nicht trüb oder ausgeflockt sein. Das Verfallsdatum darf nicht überschritten sein.

HP-Praxis

Mischen von Medikamenten – ein heikles Thema!

Zu beachten ist, dass bei Verwendung mehrerer Arzneimittel in einer Infusionslösung formal ein neues Medikament hergestellt wird. Das hat rechtliche Konsequenzen:

- Die Hersteller der Medikamente können jetzt nicht mehr für Schäden als Folge von Medikamentennebenwirkungen haftbar gemacht werden.
- Der Hersteller der Mischinfusion trägt die Verantwortung für die Wirkung, aber auch für die Nebenwirkungen und evtl. auftretende Schäden!
- Das Herstellen von Medikamenten muss bei der zuständigen Bezirksregierung mittels eines Formblattes angezeigt werden.

HP-Praxis

Zugabe von Präparaten in eine Infusionslösung

Durchführung

- **Zugabe von Ampullenpräparaten:**
  - Bereiten Sie das Ampullenpräparat wie für eine Injektion vor.
  - Injizieren Sie es über den Gummistopfen in die Flasche des Trägermediums. Beachten Sie dabei alle notwendigen Hygienemaßnahmen vor Einstechen des Infusionsbestecks.
  - Manche Infusionsbehältnisse, in der Regel Infusionsbeutel, haben eine eigene Einstichstelle für die Zugabe von Medikamenten. Die Einstichstelle muss vor Injektion des Medikaments desinfiziert werden.
- **Zugabe von Ampullenpräparaten mit größerem Volumen:**
  - Präparate mit einem größeren Volumen, beispielsweise 50 ml und mehr, werden in der Regel nicht per Injektion, sondern mithilfe eines Überleitungssystems der Infusionslösung beigegeben (z. B. über einen Transflo).
  - Das Überleitungssystem hat 2 Dorne (► **Abb. 2.32**): Einen Dorn sticht man nach vorheriger Desinfektion in den Gummistopfen am Infusionsbehältnis und den anderen in das Behältnis des Medikaments.
  - Das Medikament gelangt über das System in die Infusionslösung.
- Prüfen Sie immer, ob sich eine Infusionslösung nach Zugabe eines Medikaments verändert, z. B. **ausflockt** oder sich **trübt**.
- **Notieren** Sie auf dem Infusionsbehältnis das hinzugefügte Medikament, die Dosierung, das Datum und die Uhrzeit der Zugabe sowie ggf. den Namen des Patienten und den Namen der Person, die die Infusion vorbereitet hat (falls daran eine weitere Person beteiligt war).
- Wenn **mehrere Infusionen** hintereinander erfolgen, kann die in der Vene des Patienten liegende Butterfly-Kanüle oder die Venenverweilkanüle verbleiben. Sie wechseln lediglich das Infusionsbesteck und das Infusionsbehältnis.

Abb. 2.32 Überleitungssystem.

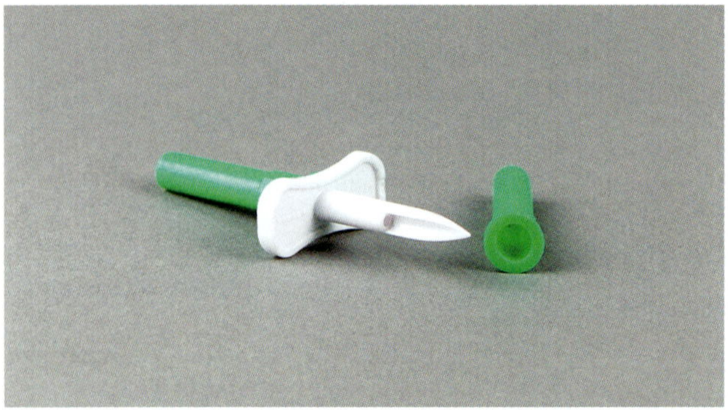

Überleitungssystem für die Zugabe von Ampullenpräparaten mit größerem Volumen. *Foto: K. Oborny, Thieme Group*

Fazit – Das müssen Sie wissen

Infusionen

Infusionen werden dann eingesetzt, wenn die Gabe größerer Flüssigkeitsmengen, eine hohe Verdünnung oder eine parenterale Dauermedikation angezeigt sind. Da mehr Hilfsmaterial über einen längeren Zeitraum zur Anwendung kommt, ist die **Beachtung hygienischer Vorgaben** besonders wichtig.

Der Infusionsflüssigkeit – in der Regel eine **0,9 %ige NaCl-Lösung** – können Ampullenpräparate per Injektion oder Überleitsystem zugefügt werden. Ein gut liegender intravenöser Zugang kann nacheinander für mehrere Infusionen genutzt werden.

Transferbeispiel Prüfungssituation

Thema Infusion in der HP-Überprüfung

Prüfer: „Dürfen Sie eigentlich eine Infusion durchführen?"
HPA: „Äh, natürlich. Das kann ja sogar unabwendbar sein – zum Beispiel im Notfall. Wenn der Patient zum Beispiel …"
Prüfer: (unterbricht) „Das ist mir jetzt gerade mal egal. Reden wir vom Praxisalltag. Gibt es denn da etwas, was Sie nicht dürfen?"
HPA: „Ähm, Sie meinen, bezüglich der Infusion?"
Prüfer: „Natürlich."
HPA: „Also, ich darf damit zum Beispiel keine Medikamente verabreichen, die verschreibungspflichtig sind."
Prüfer: „Gut. Und was noch?"
HPA: „Ich muss gerade mal überlegen … Vorab muss ich natürlich Kontraindikationen, Allergien zum Beispiel …"
Prüfer: (unterbricht) „Jaja, ist schon klar, aber das meine ich gar nicht."
Amtsarzt: (mischt sich ein) „Herr Kollege, jetzt lassen Sie den jungen Mann doch erstmal überlegen. (An den HPA gerichtet:) Es gibt ja auch noch etwas, was nicht direkt ein Medikament ist …"
HPA: „Ach, natürlich. Sie meinen, dass ich kein z. B. ozonisiertes Blut infundieren darf?"
Prüfer: „Genau. Das fällt unter das Transfusionsgesetz und davon lassen Sie die Finger. Aber nochmal zum Notfall: Geben Sie bei jedem Notfall eine Infusion?"
HPA: „Nein, bei Herzversagen – zum Beispiel einem Infarkt – gebe ich kein Volumen."
Prüfer: „O.k., und wann geben Sie besonders viel?"
HPA: „Bei einem ausgeprägten Volumenmangelschock, wenn der Blutdruck rapide fällt. Dann …"
Prüfer: (unterbricht) „Ist das immer wegen einer Blutung?"
HPA: „Ähm, nein, kann ja auch passieren, wenn ein anaphylaktischer Schock vorliegt oder eine Sepsis …"
Prüfer: (unterbricht erneut) „Was machen Sie denn dann bei einem akuten allergischen oder anaphylaktischen Schock?"
HPA: „Da kann der Volumenmangel äußerst rasch entstehen. Da gibt man eventuell eine Druckinfusion … ‚auf Schuss', wie man auch sagt. Dabei kann man z. B. eine Blutdruckmanschette um die NaCl-Flasche – die in dem Fall aus Kunststoff bestehen muss – legen und aufpumpen …"
Prüfer: (unterbricht wieder) „Packen Sie denn da auch ein Antihistaminikum mit in die Infusionslösung?"
Amtsarzt: (schaltet sich erneut ein) „Also, ich denke, wir können das hier beenden, das Thema Infusion. Ich finde, es war alles richtig gemacht. Jetzt habe ich selbst noch ein, zwei Fragen zum Notfallmanagement bei allergischem Schock …"

Eventuelle personenbezogene Daten fiktiv, Fallbeispiel frei erfunden.

2.11 Intramuskuläre Injektion

2.11.1 Allgemeines

Definition

Intramuskuläre Injektion

Bei einer intramuskulären Injektion (Kurzform: i. m.-Injektion) wird über eine Kanüle ein dafür geeignetes flüssiges Arzneimittel in einen Skelettmuskel eingebracht. Bevorzugte Einstichstellen sind im Hüft-/Gesäßbereich und am Oberarm.

Die i. m.-Injektion kommt in erster Linie bei Impfungen und der Gabe von Depotpräparaten zur Anwendung. Wie auch bei der intravenösen Injektion liegt der Vorteil darin, dass der Magen-Darm-Trakt umgangen wird und eine wesentlich höhere Ausschöpfung der Wirkung erzielt wird. Gerade bei **Impfungen** ist dies von großer Bedeutung, da viele Impfstoffe Eiweiße und Zucker enthalten, die im Gastrointestinaltrakt gespalten würden. Der angestrebte Effekt ginge verloren und die Wirkstoffbestandteile würden ausgeschieden, anstatt in die Blutbahn aufgenommen zu werden, um dort z. B. eine Antikörperbildung zu initiieren.

Depotpräparate sind vor allem Aufbereitungen von Hormonen, die therapeutisch oder zur Empfängnisverhütung verabreicht werden. Auch einige Vitamin-B-Präparate sind ausschließlich für die i. m.-Injektion aufbereitet. Die Wirkstoffe liegen in einer Lösung als kleinste Kristalle vor, die sich im Gewebe nur langsam auflösen, sodass die Wirkung verzögert wird und über einen längeren Zeitraum in die Blutbahn gelangt.

Die intramuskuläre Injektion ist im Vergleich zu anderen Injektionsarten mit mehr Risiken verbunden (Kap. 2.11.3). Diese reichen von Spritzenabszessen über Nervenläsionen bis hin zum Kanülenbruch. Vor diesem Hintergrund ist stets abzuwägen, ob auch über eine andere Applikationsform das Therapieziel erreicht werden kann.

! Cave

Kontraindikationen für eine i. m.-Injektion

- Schockzustand des Patienten
- Patienten mit Blutungsneigung oder (bevorstehender) Lyse- oder Antikoagulantientherapie (z. B. Heparin, Marcumar)
- Verdacht auf Herzinfarkt oder Lungenembolie
- generalisierte Lähmungen, Verdacht auf hirnischämische Geschehen (TIA, Apoplex)
- Ödeme, Entzündung, Infektionen u. a. pathologische Hauterscheinungen im Bereich der Injektionsstelle
- Patienten mit Immunsuppression (z. B. durch Erkrankungen oder Medikamente)

2.11.2 Vorgehen und Ablauf

Materialien für die Punktion und Injektion

Zunächst werden auf einem Tablett die benötigten Utensilien vorbereitet. Vorab müssen die Arbeitsfläche, auf der die benötigten Utensilien ablegt werden, sowie das Spritzentablett mit einem dafür zugelassenen Flächendesinfektionsmittel desinfiziert werden. Dabei ist die vom Hersteller angegebene Einwirkzeit des Desinfektionsmittels zu beachten. Bei diesem Arbeitsgang müssen Einweghandschuhe getragen werden. Auf dem Tablett werden folgende Materialien bereitgelegt:

- passende latex- und puderfreie Einmalhandschuhe
- eine geeignete Spritze mit ausreichendem Fassungsvermögen
- eine großlumige Aufziehkanüle und eine für die i. m.-Injektion geeignete Kanüle. Die Länge der Injektionskanüle ist abhängig von der Dicke des Fettgewebes, die durchdrungen werden muss. Normalerweise ist eine 5 cm lange Kanüle ausreichend. Bei sehr adipösen Patienten kann sie 7–12 cm lang sein. Zu kurze Nadeln führen zu einer nicht beabsichtigten s. c.-Injektion. Das Lumen der Kanüle richtet sich nach dem Medikament, das verabreicht werden soll. In der Regel werden die Kanülen der Größe 1 und 2 eingesetzt.
- ein VAH-gelistetes Haut- und ein entsprechendes Händedesinfektionsmittel
- sterile Tupfer oder sterile Einweg-Alkoholtupfer
- das für die Injektion vorgesehene Medikament
- einen Abwurfbehälter und eine Nierenschale zur Ablage von Verpackungen und gebrauchte Materialien

Geeignete Kanülen (abhängig von Körpergröße und Gewicht)

Injektionen in den **M. gluteus medius**:

- Erwachsene: Nr. 1 (Länge 40 mm; bei adipösen Patienten 70 mm)
- Schulkinder: Nr. 2 (Länge 40 mm) oder Nr. 12 (Länge 30 mm)
- Kleinkinder: Nr. 14 (Länge 30 mm)

Injektionen in den **M. vastus lateralis**:

- Erwachsene: Nr. 2 (Länge 40 mm)
- Schulkinder: Nr. 12 (Länge 30 mm)
- Kleinkinder: Nr. 14 (Länge 30 mm)

! Cave

i. m.-Injektion bei Kleinkindern

Bei untergewichtigen Kleinkindern ist von einer Injektion in den M. vastus lateralis abzuraten.

Injektionen in den **M. deltoideus**:

- Erwachsene: Nr. 12 (Länge 30 mm)
- Schulkinder: Nr. 14 (Länge 30 mm)

! Cave

i. m.-Injektion bei Schulkindern/Kleinkindern

Bei untergewichtigen Schulkindern und Kleinkindern ist von einer Injektion in den M. deltoideus abzuraten.

Körperstellen für die i. m.-Punktion

Um Verletzungen zu vermeiden und sicher in den Muskel injizieren zu können, werden verschiedene Methoden zum Auffinden des optimalen Injektionspunktes angewandt. Früher wurde nach der sog. „Quadrantenmethode" injiziert. Sie wird heute nicht mehr empfohlen. Für die intramuskuläre Injektion eignen sich folgende **Körperstellen**:

- M. gluteus medius (Gesäß): Hier erfolgt das Auffinden der ventroglutealen Injektionsstelle nach der Methode von Hochstetter oder nach Sachtleben (auch Crista-Methode)
- M. vastus lateralis (Oberschenkel): Hier erfolgt das Auffinden der Injektionsstelle nach der Methode von Hochstetter
- M. deltoideus (Oberarm)

Auffinden der Injektionsstelle nach von Hochstetter (ventrogluteale Injektion)

Der Injektionspunkt liegt hierbei im oberen Bereich eines Dreiecks zwischen dem vorderen oberen Darmbeinstachel, Darmbeinkamm und großem Rollhügel (▶ **Abb. 2.33**).

HP-Praxis

Auffinden der Injektionsstelle nach von Hochstetter

- Sind Sie Rechtshänder, liegt der Patient möglichst entspannt auf der linken Seite. Sie stehen hinter dem Patienten.
- Legen Sie die Zeigefingerkuppe Ihrer linken Hand auf die Spina iliaca anterior superior.
- Spreizen Sie Ihren Mittelfinger der rechten Hand maximal entlang des Beckenkamms nach dorsal.
- Die Mittelfingerkuppe soll den Beckenrand tasten können.
- Lassen Sie Ihren Handteller mit einer leichten Drehung der Hand auf den Trochanter major gleiten.
- Ihr Zeigefinger bleibt dabei fest an der Spina iliaca, dadurch wandert der Mittelfinger unter den Darmbeinkamm.
- Der Einstich erfolgt im unteren Drittel des durch Zeige- und Mittelfinger aufgespannten Dreiecks.
- Markieren Sie die Injektionsstelle z. B. durch Druck mit der Kanülenschutzkappe oder Ihrem Fingernagel.

Auf der rechten Gesäßhälfte benutzen Sie die linke Hand und umgekehrt.

Abb. 2.33 Auffinden der Injektionsstelle nach von Hochstetter.

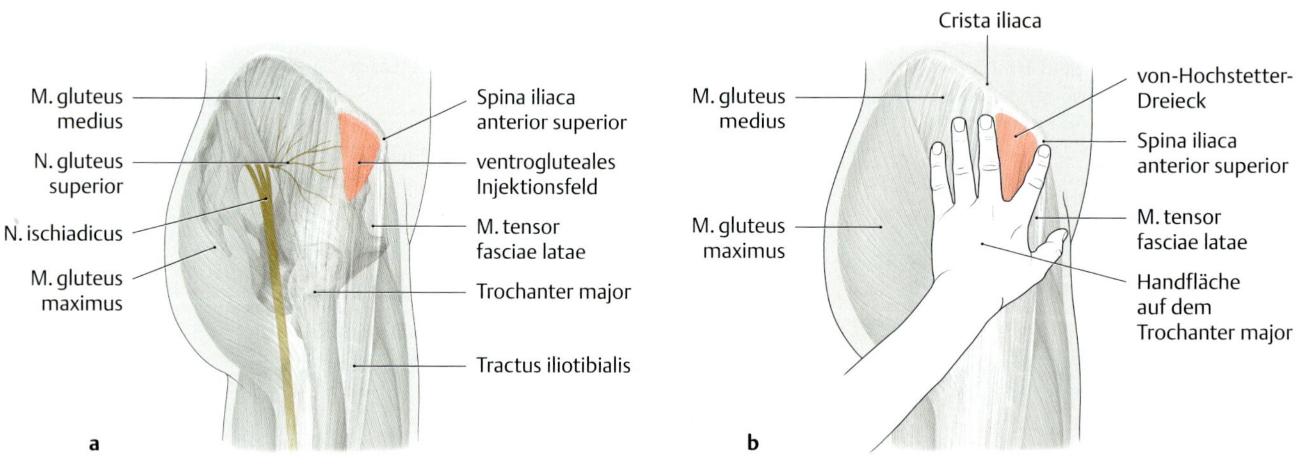

a Lokalisation des N. ischiadicus und des N. gluteus superior, die bei einer intramuskulären Injektion nicht gefährdet werden dürfen.
b Auffinden der Injektionsstelle nach von Hochstetter: Man legt die Handfläche auf den Trochanter major und die Spitze des Zeigefingers auf die Spina iliaca anterior superior. Die Injektion erfolgt möglichst senkrecht zur Hautoberfläche in das dreieckige Feld zwischen den beiden Fingern und der Crista iliaca.

Abb. aus: Schünke M, Schulte E, Schumacher U. Prometheus. LernAtlas der Anatomie. Allgemeine Anatomie und Bewegungssystem. Illustrationen von M. Voll und K. Wesker. 5. Aufl. Stuttgart: Thieme; 2018

Auffinden der Injektionsstelle nach von Sachtleben (Crista-Methode)

Der Injektionspunkt liegt hierbei am M. gluteus medius (▶ **Abb. 2.34**). Diese Methode wird v. a. bei Säuglingen und Kindern angewandt, weil deren Gesäßmuskulatur nicht eindeutig identifizierbar und damit für die Von-Hochstätter-Methode ungeeignet ist.

HP-Praxis

Auffinden der Injektionsstelle nach Sachtleben

- Ihr Patient liegt in Linksseitenlage mit Ihnen zugewandtem Rücken.
- Legen Sie Ihre linke Hand so auf, dass der Zeigefinger am Beckenkamm (Crista iliaca) aufliegt.
- Die Einstichstelle liegt 1–3 Querfinger kaudal des Beckenkamms in Verlängerung einer gedachten Linie zwischen Eminentia cristae iliacae und Trochanter major.
- Markieren Sie die Injektionsstelle z. B. durch Druck mit der Kanülenschutzkappe oder Ihrem Fingernagel.

Injektionsstellen bei der Crista-Methode nach Sachtleben liegen somit

- bei kleinen Kindern (Körpergröße bis 75 cm): 1 Fingerbreit (ca. 2,5 cm) unterhalb des Beckenkamms,
- bei Kindern (Körpergröße bis 1,25 m): 2 Fingerbreit (ca. 5 cm) unterhalb des Beckenkamms und
- bei Erwachsenen: 3 Fingerbreit (ca. 7,5 cm) unterhalb des Beckenkamms.

Auffinden der Injektionsstellen am Oberarm

Der Patient sitzt, sein Arm muss entspannt liegen und nicht in Rotation sein. Die Injektion erfolgt an der höchsten Stelle der Muskelwölbung (beim Erwachsenen ca. 3 Fingerbreit unterhalb des Akromions).

Abb. 2.34 Auffinden der Injektionsstelle nach der Crista-Methode nach Sachtleben.

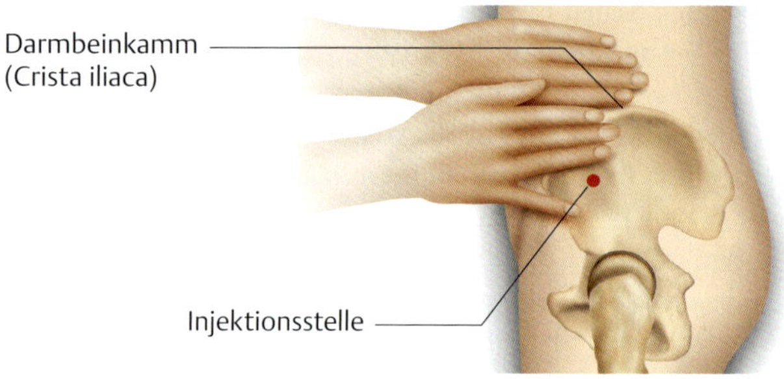

Abb. aus: Hoehl M, Sitzmann F. Durchführung. In: Schewior-Popp S, Sitzmann F, Ullrich L, Hrsg. Thiemes Pflege. 15. Auflage. Thieme; 2020

HP-Praxis

Vorbereitung intramuskuläre Injektion

- Öffnen Sie die Verpackungen der Spritze und der Kanülen.
- Öffnen Sie Verpackungen grundsätzlich an der dafür vorgesehenen Stelle und in der vorgesehenen Art, drücken Sie sie also niemals durch den Blister.
- Belassen Sie die Schutzkappen in jedem Fall auf der Nadel.
- Sie benötigen eine Kanüle für das Aufziehen des Ampullenpräparats und eine weitere für die Injektion. Achten Sie beim Wechseln sorgfältig darauf, dass Sie den Spritzenkonus und den Kanülenansatz nicht mit den Fingern berühren oder diese Stellen anderweitig kontaminiert werden.
- Setzen Sie als Nächstes die Aufziehkanüle auf die Spritze, ohne die Schutzhülle zu entfernen.
- Legen Sie anschließend die vorbereitete Spritze mit der Kanüle zurück auf das Spritzentablett.

HP-Praxis

Vorbereitung Ampullenpräparat

- **Überprüfen Sie Medikament und die Ampulle.** Achten Sie dabei auf das richtige Medikament, die korrekte Applikationsart und Aufbereitung, die Unversehrtheit der Ampulle und des Medikamentes sowie das Haltbarkeits- bzw. Verfallsdatum. Achten Sie darauf, dass sich keine Injektionsflüssigkeit im Ampullenkopf befindet. Sie können diese durch leichtes Beklopfen des Ampullenkopfes entfernen.
- **Brechen Sie die Ampulle am Brechring** oder dafür vorgesehenen Markierungspunkt mit einem sterilisierten Zellstofftupfer auf.
- **Ziehen Sie nun das Ampullenpräparat auf.** Denken Sie daran, es erst unmittelbar vor dem Gebrauch aufzuziehen.
- **Entfernen Sie dazu die Schutzhülle der Aufziehkanüle.**
- Achten Sie beim **Einführen der Aufziehkanüle** in die Ampulle darauf, dass Sie mit der Kanüle nicht versehentlich die Außenwand der Ampulle, den Ampullenhals oder Ihre Finger berühren. Der Ampulleninhalt würde dadurch unsteril werden und Sie müssten die Ampulle und die Spritze verwerfen.
- **Aspirieren Sie die Injektionslösung.**
- **Entfernen Sie die Aufziehkanüle**, indem Sie sie mit einem sterilen Tupfer vom Spritzenkonus abnehmen, und werfen Sie die Kanüle in einen Kanülenabwurfbehälter, ohne diesen zu berühren.
- **Achtung**: Streifen Sie die Aufziehkanüle nie an der Öffnung des Kanülenabwurfbehälters ab. Es besteht die Gefahr einer Kontaminierung des Spritzenkonus und damit des Spritzeninhalts!
- **Bereiten Sie die Spritze jetzt für die Injektion vor.** Setzen Sie dazu die Injektionskanüle auf den Spritzenkonus. Achten Sie wiederum darauf, den Spritzenkonus bzw. den Kanülenansatz nicht zu berühren.
- **Entfernen Sie evtl. in der Spritze befindliche Luft**, indem Sie den Spritzeninhalt bis zum Rand des Spritzenkonus drücken. Achten Sie darauf, dass keine Injektionslösung aus der Kanüle in die Luft gelangt.
- **Die Spritze ist jetzt fertig für die Injektion und kann nun verabreicht werden.** Wenn Sie nicht unmittelbar injizieren und die Spritze deshalb zurück auf das Spritzentablett legen, müssen Sie die leere Ampulle dazulegen. Nur so können Sie später oder kann derjenige, der eventuell die Injektion verabreicht, wissen, welches Medikament sich in der Spritze befindet.

HP-Praxis

Durchführen intramuskuläre Injektion

- **Desinfizieren** Sie die Haut über der Punktionsstelle großflächig. Empfohlen wird dazu der Gebrauch von sterilen Einmal-Alkoholtupfern. Achten Sie darauf, die Haut nach der Desinfektion nicht mehr zu berühren.
- Stechen Sie dann **zügig und senkrecht zur Hautoberfläche** (also in einem 90-Grad-Winkel), bis die Kanülenspitze sicher intramuskulär liegt; ein zögerliches Punktieren kann eine muskuläre Abwehrspannung provozieren und Schmerzen hervorrufen; stechen Sie evtl. in 2 Schüben. Falls die Kanüle auf dem Darmbeinknochen aufkommt, ziehen Sie sie um ca. 1 cm zurück.
- Achten Sie auf einen **Sicherheitsabstand** von ca. 1 cm zwischen Haut und Kanülenkonus, damit bei einem möglichen Kanülenbruch die Nadel manuell entfernt werden kann.
- **Aspirieren** Sie, indem Sie den Spritzenstempel leicht zurückziehen. Aspirieren Sie Blut, haben Sie versehentlich ein Gefäß getroffen und müssen die Maßnahme an diesem Injektionspunkt abbrechen! Evtl. muss das Medikament erneut aufgezogen werden. Aspirieren Sie in 2 Ebenen – drehen Sie die Kanüle dazu um 180° und aspirieren Sie erneut. Die Aspiration bei einer Injektion in M. vastus lateralis bzw. M. deltoideus ist nicht erforderlich, da an den Körperstellen keine großen Blutgefäße existieren.
- **Injizieren Sie das Medikament langsam** – mit einer Menge von ca. 2 ml pro Minute, damit die Lösung optimal und schmerzfrei aufgenommen werden kann.

! Cave

Die Injektionsmenge ist begrenzt

In das Gesäß und den Oberschenkel dürfen maximal 5 ml Lösung, in den Oberarm maximal 2 ml injiziert werden.

2.11.3 Komplikationen der i. m.-Injektion

Bei der intramuskulären Injektion bestehen grundsätzlich dieselben Risiken wie bei anderen Formen der Injektion. Hier sind insbesondere allergische Reaktionen auf das Medikament und die Bildung von Hämatomen an der Punktionsstelle zu nennen. Da jedoch große Nadeln verwendet werden, die tiefer in das Gewebe eindringen, ist die i. m.-Injektion nochmals riskanter. Deswegen muss einerseits genauer abgewogen werden, ob das Therapieziel auch mit anderen Mitteln erreicht werden kann, zum anderen muss der Patient noch umfassender aufgeklärt werden, bevor er der Maßnahme zustimmt.

Infektion/Spritzenabszess

Auch bei Beachtung aller hygienischen und technischen Aspekte ist das Risiko des Einbringens von Keimen durch die Kanüle bei der i. m.-Injektion am größten. Es drohen ein Spritzenabszess und im schlimmsten Fall eine Sepsis. Anzeichen dafür sind **lokale Entzündungszeichen** wie Rötung, Schwellung und Schmerz oder generalisierte Symptome wie Fieber und allgemeines Unwohlsein. In diesem Fall müssen i. d. R. ein chirurgischer Eingriff und eine Antibiose erfolgen. Das Risiko ist besonders hoch bei Patienten mit geschwächtem Immunsystem, beispielsweise bei Menschen mit Diabetes mellitus, bösartigen Erkrankungen, Tuberkulose oder Patienten unter hochdosierter Cortisontherapie.

! Cave

Adipöse Patienten

Besonders bei adipösen Patienten kann ein Spritzenabszess zunächst leicht übersehen werden.

Nervenläsion

Nervenschädigungen („Spritzenlähmung") können auftreten, wenn beim tiefen Einstich der i. m.-Kanüle Nervenfasern getroffen werden. Das Risiko dafür ist besonders hoch, wenn andere Injektionsorte als die nach von Hochstetter oder die Crista-Methode gewählt werden. Eine Nervenläsion äußert sich bereits beim Einstich durch Schmerzen, die bei der Punktion z. B. im Gesäßbereich als scharf oder elektrisierend und ins Bein ausstrahlend empfunden werden. Die Maßnahme ist in diesem Fall **sofort abzubrechen**, eine Injektion darf auf keinen Fall erfolgen. Die Schmerzen können sofort wieder verschwinden, es kann aber auch zu vollständigen und irreversiblen Nervenausfällen kommen. Bei Verdacht auf eine Spritzenlähmung muss die Rettungsleitstelle angerufen werden, um den Patienten in eine ärztliche Behandlung zu überführen.

Abbrechen der Kanüle

Wenige Patienten spannen beim Einstich den betreffenden Muskel so stark an, dass die Kanüle bricht. Damit in diesem Fall die Nadel noch mit den Fingern herausgezogen werden kann, lässt man einen Sicherheitsabstand von ca. 10 mm zwischen Haut und Kanülenkonus. Wenn die Kanüle noch mit dem Finger zu fassen ist, muss sie sofort herausgezogen werden. Ist dies nicht mehr möglich, darf der Patient sich nicht mehr bewegt und die Rettungsleitstelle muss angerufen werden, um ihn in ein Krankenhaus zu bringen. Eine zeitnahe chirurgische Entfernung der Nadel unter röntgenologischer Kontrolle ist in diesem Fall angezeigt. Die Kanülenspitze kann auch durch Knochenkontakt brechen. Dies ist äußerst selten, erfordert jedoch dasselbe **Notfallmanagement**.

Weitere Komplikationen

Wenn eine zu kurze Kanüle gewählt wird, kann das Medikament evtl. in das Unterhautfettgewebe injiziert werden. Dies kann zu einer **Fettgewebsnekrose** führen. Wird versehentlich ein Gefäß punktiert, kann bei der Gabe öliger Substanzen eine **Fettembolie** provoziert werden.

Fazit – Das müssen Sie wissen

Intramuskuläre Injektion

Bei einer i. m.-Injektion wird ein flüssiges Medikament in die Skelettmuskulatur eingebracht, vornehmlich bei Impfungen und der Gabe von Depotpräparaten. Das Verfahren ist im Vergleich zu anderen Injektionsarten mit **mehr Risiken und Kontraindikationen** verbunden und wird deshalb nur angewandt, wenn das Therapieziel nicht anderweitig erreicht werden kann.
Bevorzugte Injektionsstellen sind der **Oberarm und der Gesäßmuskel**, wo das exakte Auffinden vorrangig nach der Von-Hochstätter-Methode erfolgt. Gefürchtete **Komplikationen** sind

- ein Spritzenabszess,
- Nervenschädigungen",
- das Abbrechen der Kanüle,
- Fettgewebsnekrosen und
- die Fettembolie.

2.12 Anfertigung einer Blutsenkung

2.12.1 Allgemeines

Definition

Blutsenkung

Die Bestimmung der Blutsenkungsgeschwindigkeit, kurz Blutsenkung, ist ein unspezifisches labortechnisches Suchverfahren bei Verdacht auf entzündliche Erkrankungen. Sie dient auch der Beurteilung eines Krankheitsverlaufs bzw. der Therapiekontrolle. Im Blutbild werden die BSG, die Leukozytenzählung und die Messung des CRP-Wertes gemeinsam auch als Entzündungsparameter bezeichnet.

Die Blutsenkung spielt eine große Rolle in der klinischen und in der Praxisroutine. Sie kann – zwar unspezifisch, aber einfach und schnell – **Anhaltspunkte** v. a. für eine Entzündungsreaktion und/oder ihren Verlauf im Körper geben. Darüber hinaus geben bestimmte Befunde weiteren Aufschluss über spezifische Krankheitsbilder. Das Ergebnis einer Blutsenkung wird als Blutsenkungsgeschwindigkeit (BSG), Blutkörperchensenkungsgeschwindigkeit (BKS) oder Blutkörpersenkungsreaktion (BSR) bezeichnet.

Eine Blutsenkung wird zumeist nach der **Westergren-Methode (n. W.)** durchgeführt. Gemessen wird die Geschwindigkeit (Zeit), mit der sich Blutzellen in einer Blutprobe vom Blutplasma trennen. In einem speziellen Senkungsröhrchen wird das Absinken der Blutzellen beobachtbar und ablesbar (▸ **Abb. 2.35**)

Abb. 2.35 Anfertigung einer Blutsenkung.

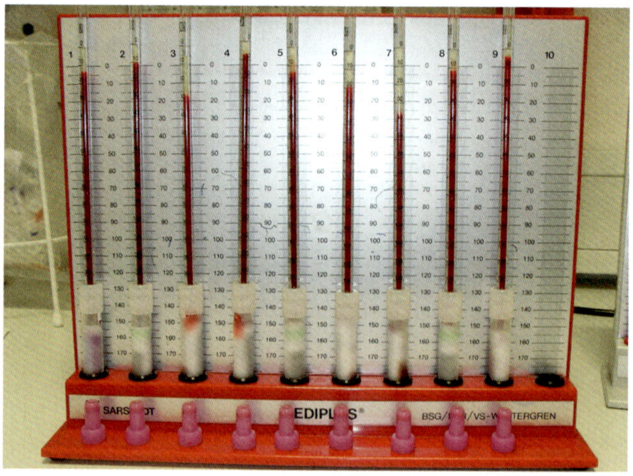

Abb. aus: Hoth M, Wischmeyer E. Hämatokrit. In: Behrends J, Bischofberger J, Deutzmann R et al., Hrsg. Duale Reihe Physiologie. 4. Auflage. Thieme; 2021

2.12.2 Vorgehen und Ablauf

Materialien zur Durchführung einer Blutsenkung

Alle benötigten Materialien und Gerätschaften werden auf einem Spritzentablett bzw. in Reichweite bereitgestellt. Dazu gehören:

- alle Utensilien für eine venöse Punktion (Kap. 2.5.3)
- eine 2-ml-Spritze mit Natriumcitrat (S. 69) oder ein dafür vorbereitetes spezielles Blutentnahmeröhrchen (Monovette (S. 43), Vacutainer (S. 43))
- eine geeignete Kanüle
- eine **Blutsenkungskapillare** („Blutsenkungsröhrchen") und ein dazugehöriger Senkungsständer
- ein **Kurzzeitmesser** (z. B. Stoppuhr, Wecker)
- Unterlagen zur Dokumentation (Patientenkarte)

! Cave

Bestimmung der BSG

Die Bestimmung der BSG sollte **möglichst unverzüglich**, allerspätestens aber 2 h nach der Blutentnahme bei Zimmertemperatur durchgeführt werden.

HP-Praxis

Durchführung einer Blutsenkung

- Ein Gerinnen des Blutes in der Spritze wird durch 0,4 ml 3,8 %ige Natriumcitratlösung verhindert (die Zugabe inaktiviert das zur Gerinnung notwendige Kalzium). **Achtung:** Bestimmte Messsysteme erfordern eine 3,13 %ige Lösung.
- Es werden dem Patienten zunächst 1,6 ml venöses Vollblut entnommen. **Alternativ**: Beim Einsatz einer Monovette oder eines Vacutainers wird Blut exakt bis zur Füllungsmarkierung aufgezogen.
- **Blut und Natriumcitrat werden nun gemischt,** indem die Spritze bzw. das Auffangröhrchen mehrfach vorsichtig gekippt wird. Man darf es nicht schütteln!
- Die Mischung wird anschließend in ein spezielles Glas- oder Kunststoffröhrchen aufgezogen. Dieses BSG-Röhrchen wird gemäß Herstellerangabe (meist bis zu einer Höhe von 200 mm) befüllt und anschließend senkrecht in die dafür vorgesehene Halterung des Senkungsständers gestellt. Halterung und/oder Röhrchen sind mit einer Millimeterskala ausgestattet, an der das Absinken der Blutzellen abgelesen werden kann. Die Füllung erfolgt bis zum Nullwert dieser Skala.
- Dann wird der Wecker gestellt; normalerweise wird die **Senkung nach 1 Stunde sowie ggf. nach 2 Stunden abgelesen.** Da das spezifische Gewicht der Blutzellen (in erster Linie Erythrozyten) höher ist als das des Blutplasmas, sinkt der zelluläre Bestandteil des Blutes langsam nach unten. Diesen Prozess kann man beobachten: Es zeigt sich nach und nach eine zellfreie Säule oben und eine zellreiche Masse unten.
- Bei Verdacht auf eine sog. **Sturzsenkung** kann ein Ablesen nach bereits einer halben Stunde Aufschluss geben. Heutzutage wird nur noch selten zusätzlich ein 2-Stunden-Wert erfasst. Werden 2 Werte abgelesen, spricht man z. B. bei einem erfassten Wert von 6 mm nach 1 Stunde und 11 mm nach 2 Stunden von einer „BSG 6 zu 11".
- Die Flüssigkeitssäule im Messröhrchen kann auch weitere Hinweise geben: Bei hohen Blutfettwerten erscheint das Plasma (oben in der Röhre) milchig trüb.
- Im Anschluss werden die Ergebnisse (1- und 2-Stunden-Wert) **dokumentiert**.
- Alle Materialien werden ordnungsgemäß **entsorgt bzw. gereinigt**.

! Cave

BSG: Falsche Mischung – falsche Werte

Wenn zu viel Natriumcitrat (bzw. zu wenig Blut) in der Mischung ist, ergeben sich falsch hohe Senkungswerte – und umgekehrt. Auch längeres Stehenlassen oder Schütteln der Blutprobe vor und während der Messung sowie Messungen außerhalb einer normalen Raumtemperatur (Norm: 23 °C) verfälschen die Ergebnisse!

HP-Praxis

Fertigsysteme zur BSG-Bestimmung

Im Handel werden Fertigsysteme angeboten, bei denen kein Mischen mehr notwendig ist. Die Blutentnahme erfolgt direkt in eine Art Spritze, die bereits Natriumcitrat enthält und nach kurzem Vermengen direkt in einen passenden Ständer gestellt werden kann.

Befunde

Merke

Physiologische Werte BSG:

- Normwerte nach 1 Stunde: bis zu 15 mm n. W.
- Normwert nach 2 Stunden: bis zu 20 mm n. W.

Die BSG wird v. a. durch die beiden folgenden Faktoren beeinflusst:

1. **Zusammensetzung der Plasmaproteine:** Ein Anstieg von Albumin vermindert die Senkungsgeschwindigkeit, die erhöhte Konzentration/Zunahme von Immunglobulinen und Akute-Phase-Proteinen sowie Fibrinogen beschleunigt sie. Entscheidend dafür ist die Wechselwirkung von bestimmten Plasmaproteinen mit Strukturelementen der Erythrozyten, die zu einer Zusammenballung der Erythrozyten, zu sog. „Agglomeraten", führt, die die Absenkung beschleunigen. Form-Anomalien der roten Blutkörperchen, z. B. bei Sichelzellenanämie oder megaloblastärer Anämie, erschweren die Agglomeration und vermindern so die BSG.
2. **Viskosität:** Eine hohe Viskosität verlangsamt in der Regel die BSG. Eine Hkt-Verminderung beschleunigt die BSG. Somit ist die BSG auch in hohem Maße abhängig von der Menge und Größe der Erythrozyten.

Pathologische BSG-Werte:

- **massive Erhöhung** (Sturzsenkung) mit Werten um **100 mm/Stunde** bei:
  - ausgeprägten (v. a. bakteriellen) Infektionen/Entzündungen
  - Plasmozytom
  - Morbus Horton/Polymyalgia rheumatica
- **starke Erhöhung** mit Werten um **70 mm/Stunde** bei:
  - starken (v. a. bakteriellen) Infekten/Entzündungen
  - fortgeschrittener Leukämie
  - chronischen Leber-, Darm- und Nierenerkrankungen, nephrotischem Syndrom
  - (rheumatischen) Autoimmunerkrankungen
- **mäßige Erhöhung** mit Werten um **50 mm/Stunde** bei:
  - bakteriellen und viralen Infekten/Entzündungen
  - Hkt-Verminderung, Tumoren
  - Eisenmangelanämie
  - Hypertriglyzeridämie
  - Schwangerschaft, Menstruation
  - postoperativen Zuständen
  - bestimmten Medikamenteneinnahmen
- **Absenkung / Verringerung** der BSG bei:
  - angeborenen Erythrozytendefekten, megaloblastärer Anämie, Hkt-Erhöhung (z. B. Exsikkose, Hypovolämie, Erythrozytose), Albuminämie
  - bestimmten Medikamenteneinnahmen (insbesondere Entzündungshemmer)

2.13 Vertiefungsfragen zur Blutentnahme, Injektion und Infusion

Vertiefungsfragen

Frage 1

Sie möchten Blut bei Ihrem Patienten abnehmen. Wie bereiten Sie die Blutentnahme vor?

Musterlösung:

Vorab ist eine ausführliche Anamnese notwendig, die Risiken und evtl. Kontraindikationen abschätzbar macht. Der Patient muss über die Maßnahme aufgeklärt werden und sein Einverständnis dazu geben. In bestimmten Fällen muss der Patienten nüchtern oder zu einer bestimmten Zeit zur Blutentnahme vorstellig werden. Möglicherweise darf er davor bestimmte Medikamente nicht einnehmen. Es müssen unter strenger Beachtung der Hygieneregeln alle notwendigen Materialien zusammengestellt werden. Man sucht eine für die Punktion geeignete Vene durch Sicht- und Palpationsbefund aus und verbessert bei Bedarf die Venenfüllung – z. B. durch Ausstreichen oder Beklopfen des Unterarms des Patienten.

Frage 2

Sie bereiten sich auf Ihren den nächsten Patienten vor, dem Sie heute Blut abnehmen und bei dem Sie eine venöse Punktion vornehmen möchten. Sie prüfen Ihre Arbeitsmaterialien. Auf Ihrem Tablett liegen Einmalhandschuhe, Blutentnahmekanüle, Haut- und Händedesinfektionsmittel bereit. Welche Materialien fehlen noch für die anstehende venöse Punktion und Blutentnahme, damit Ihre Materialen vollständig sind?

Musterlösung:

Auf einem Tablett werden folgende Materialien übersichtlich abgelegt: Einmalhandschuhe, Blutentnahmeröhrchen, Blutentnahmekanüle oder Butterfly mit passendem Adapter, Haut- und Händedesinfektionsmittel, Stauschlauch, sterilisierte oder sterile (Einweg-)Tupfer, Materialien für einen Kompressionsverband.
Zum Tablett stellt man einen Spritzenabwurfbehälter und eine Nierenschale zur Ablage für Verpackungen und gebrauchte Materialien sowie ein Lagerungskissen. Zudem sollten die Patientenunterlagen zur Dokumentation ohne Verzug greifbar sein.

Frage 3

Sie möchten bei einem Patienten eine i. v.-Punktion (zur Blutentnahme oder Injektion) vornehmen und inspizieren vorab den Arm, an dem Sie dies vornehmen möchten. Welche Inspektionsbefunde gelten für Sie als Kontraindikationen?

Musterlösung:

Von einer i. v.-Punktion wird abgesehen, wenn am Arm ein Lymphödem vorliegt (z. B. nach Entnahme der axillären Lymphknoten, v. a. bei Mammakarzinom), ein Shunt für die Dialyse angelegt ist und jede schlaffe oder spastische Parese an Arm oder Hand – ungeachtet der Ursache. Auch offenkundig entzündliche oder potenziell infektiöse Hautveränderungen verbieten die Maßnahme.

Frage 4

Bei Injektionen besteht immer die Gefahr einer Infektion – sowohl für den Patienten als auch das Praxispersonal. Wie vermeiden Sie generell eine Infektion?

Musterlösung:

Grundsätzlich gilt, alle vorgeschriebenen und empfohlenen Maßnahmen zum hygienischen Arbeiten in der Praxis strikt zu beachten. Dazu gehören: die sorgfältige Flächen-, Hände- und Hautdesinfektion, die Verwendung sterilen Materials für die Punktion und die Injektion, die einwandfreie Durchführung (z. B. Einhaltung der Einwirkzeiten von Desinfektionsmitteln und die strikte Trennung von Aufzieh- und Injektionskanülen) und die sachgerechte Entsorgung der entstehenden Abfälle, insbesondere der Materialien, die in Kontakt mit potenziell kontaminiertem Blut gekommen sind.

Frage 5

Was müssen Sie bedenken, wenn Sie einem Patienten ein Medikament injizieren oder infundieren möchten?

Musterlösung:

Zunächst müssen, wie bei allen invasiven Maßnahmen, die hygienischen Vorschriften und Empfehlungen strikt eingehalten werden. Das betrifft alle benutzen Flächen, Materialien, die Desinfektion der Hände und der Haut und abschließend die Entsorgung anfallender Abfälle.

Bevor ein Medikament verabreicht wird, muss durch eine sorgfältige Anamnese möglichst sichergestellt werden, dass keine Kontraindikationen vorliegen – etwa Allergien gegen Bestandteile des Präparats. Der Patient muss über die Maßnahme aufgeklärt werden und sein Einverständnis dazu geben.

Vor der Gabe muss das Medikament geprüft werden – z. B. auf Unversehrtheit sowie Haltbarkeits- bzw. Verfallsdatum. Ein Ampullenpräparat darf erst unmittelbar vor dem Gebrauch aufgezogen werden. Für das Aufziehen und die Venenpunktion müssen unterschiedliche Kanülen verwendet werden.

Die Aufziehkanüle darf nach Gebrauch auf keinen Fall an der Öffnung des Kanülenabwurfbehälters abgestreift werden, sondern wird in eine Nierenschale abgeworfen. Der Patient muss nach der Injektion bzw. auch während der Infusion beobachtet werden, um evtl. unerwünschte (z. B. allergische oder psychovegetative) Reaktionen unmittelbar zu registrieren. Sollten diese eintreten, ist die Maßnahme unverzüglich abzubrechen.

Frage 6

Invasive Verfahren sind naturgemäß mit einem höheren Risiko verbunden als nicht invasive Maßnahmen. Nennen Sie mögliche grundlegende Fehler, die bei Punktionen, Blutentnahmen und Injektionen bzw. Infusionen, auftreten könnten. Beschreiben Sie auch allgemein mögliche Folgen für den Patienten.

Musterlösung:

Eine potenzielle Fehlerquelle liegt stets in der Möglichkeit einer Infektion durch ein fehler- oder mangelhaftes Befolgen der Hygienevorschriften. Hinsichtlich der technischen Durchführung sind die Verletzung von Venenklappen, das Durchstechen des punktierten Gefäßes oder die paravasale Injektion häufigere Komplikationen.

Mit Blick auf das zu verabreichende Medikament kommen v. a. Fehler bei der Wahl des Präparats oder der Dosierung, Wechselwirkungen oder allergische Reaktionen in Betracht. Schließlich können auch verstärkte psychovegetative Reaktionen des Patienten (z. B. „Spritzenangst“) ein erhöhtes Risiko darstellen.

Folgen könnten sich lokal (im Bereich der Punktionsstelle) oder auch systemisch zeigen: lokal etwa durch Schmerzen, Hämatome, Blutungen, anaphylaktische Reaktionen oder gar Nekrosen, systemisch durch Kreislaufversagen oder eine generalisierte anaphylaktische Reaktion.

Sachverzeichnis

Das Heilpraktiker-Kolleg

Alles für Prüfung und Ausbildung. In 18 Lernmodulen.

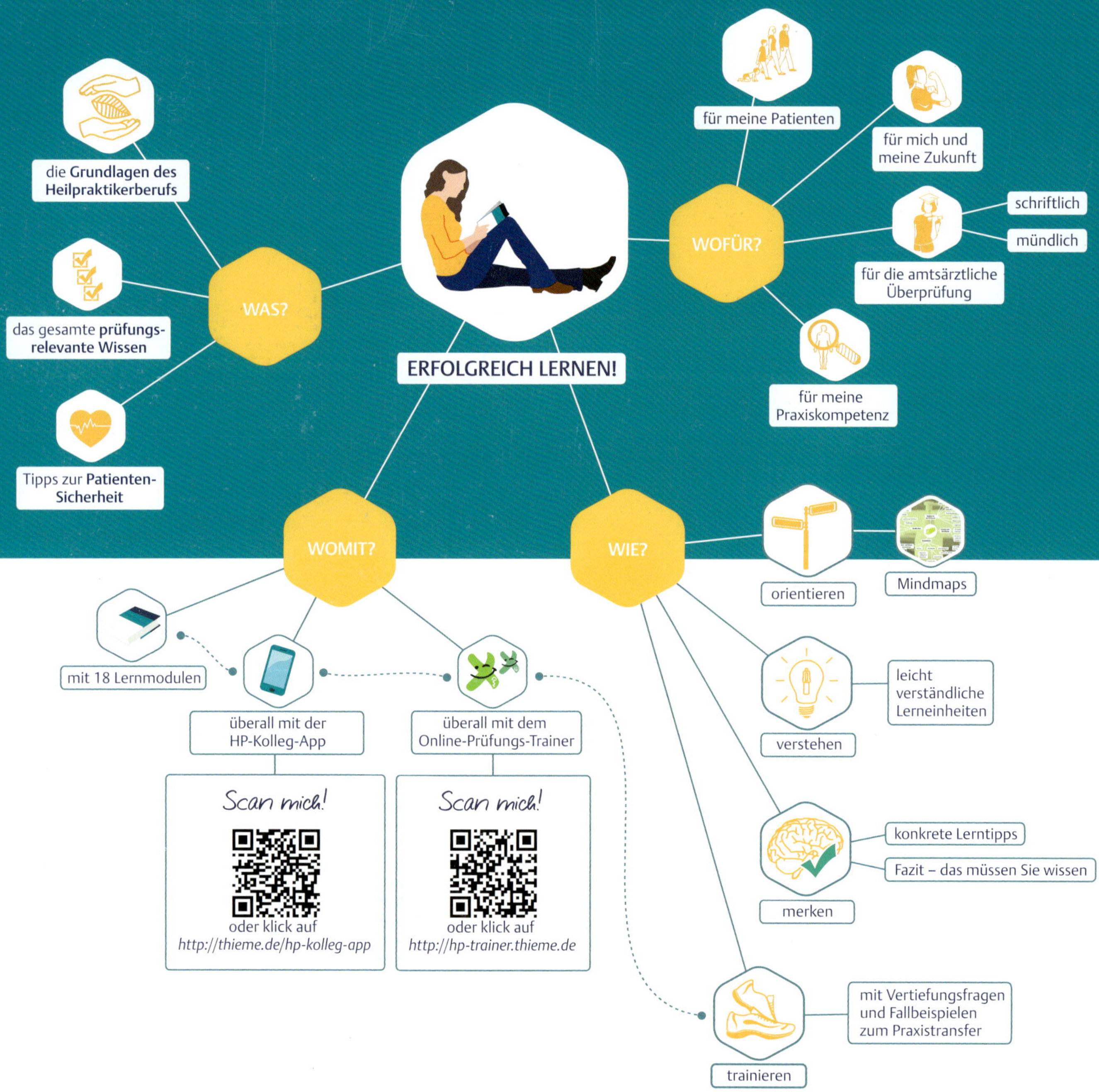

IN DIESEM LERNMODUL:

- Hygienisches Arbeiten für Prüfung und Praxis
- Blutentnahme, Injektion, Infusion

ISBN 978-3-13-243975-7

www.haug-verlag.de